A cena se passou num terreiro de umbanda. Corria a sessão normalmente quando alguém veio avisar ao Pai José que tinha uma velhinha passando mal. Pai José mandou trazer a velhinha — uma senhora pequena, magrinha, de seus 70 anos, com cara realmente de estar nas últimas. Sentaram-na numa cadeira. Pai José olhou, mediu, se concentrou, de repente perguntou baixinho pra ela: Suncê peida, filha? A velhinha, agoniada, olhou em volta pedindo ajuda. Alguém traduziu: Ele quer saber se a senhora solta gases! A velhinha, agoniada que estava, mais ainda ficou. Pai José pediu então para fazer um chá bem forte de dente-de-leão, e enquanto isso colocou sua mão direita vibrando em direção à barriga da velhinha. Veio o chá, ela bebeu, e momentos depois soltava uma sonoríssima torrente de puns — e sua expressão foi se aliviando, as cores voltando, e ela começou a sorrir para o Pai José. Que sorriu de volta e comentou: Tem que peidar, né, filha? Senão, esse gás aí dentro vai fazer suncê sair voando pelo céu antes da hora...

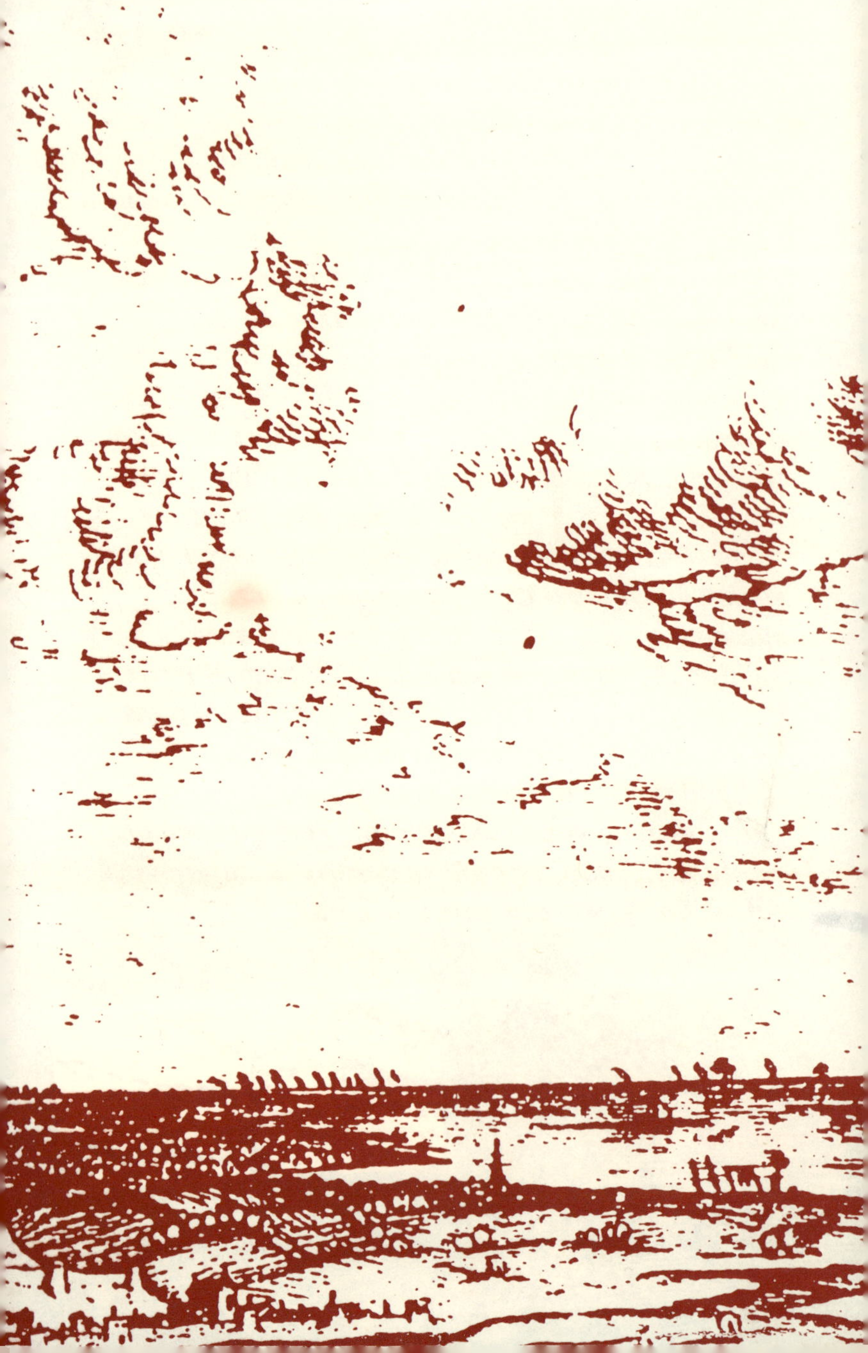

DEIXA SAIR

Ângela
Santana
janeiro/2011

Jesus, no evangelho gnóstico de Tomé

Se deixas sair
o que deixas sair
se não deixas sair
o que não deixas sair

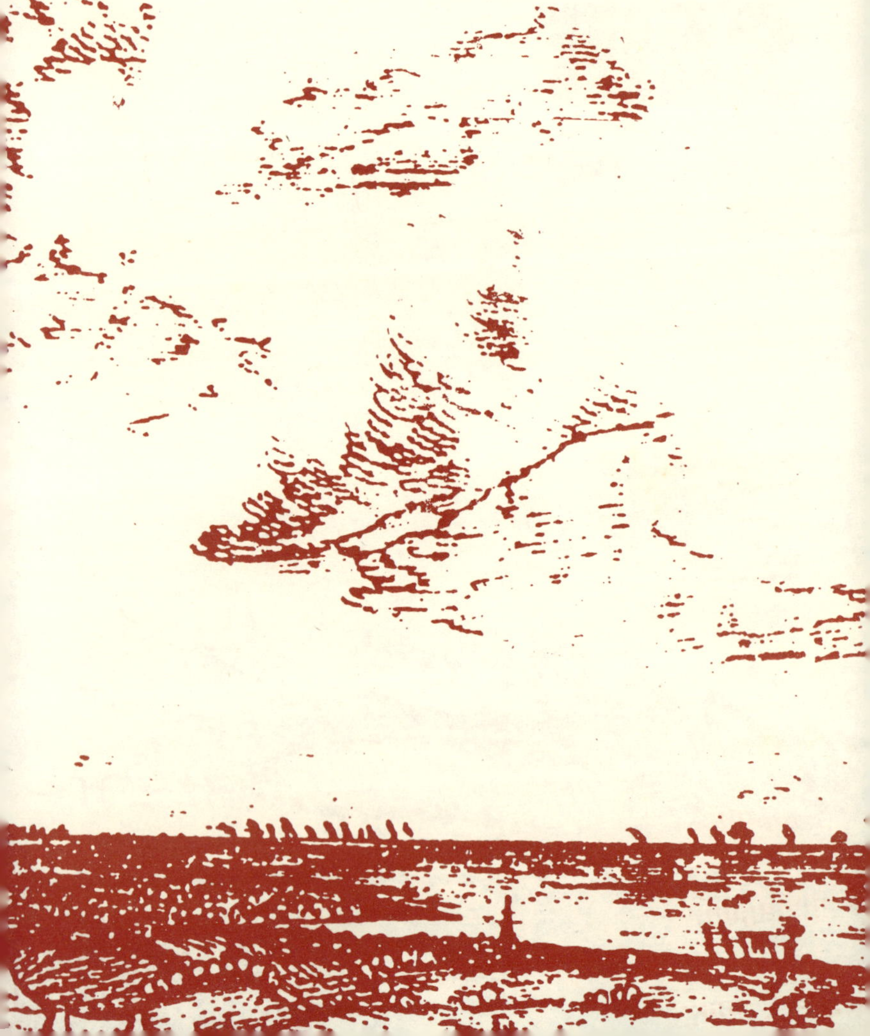

que está em ti
e salvará
que está em ti
e destruirá

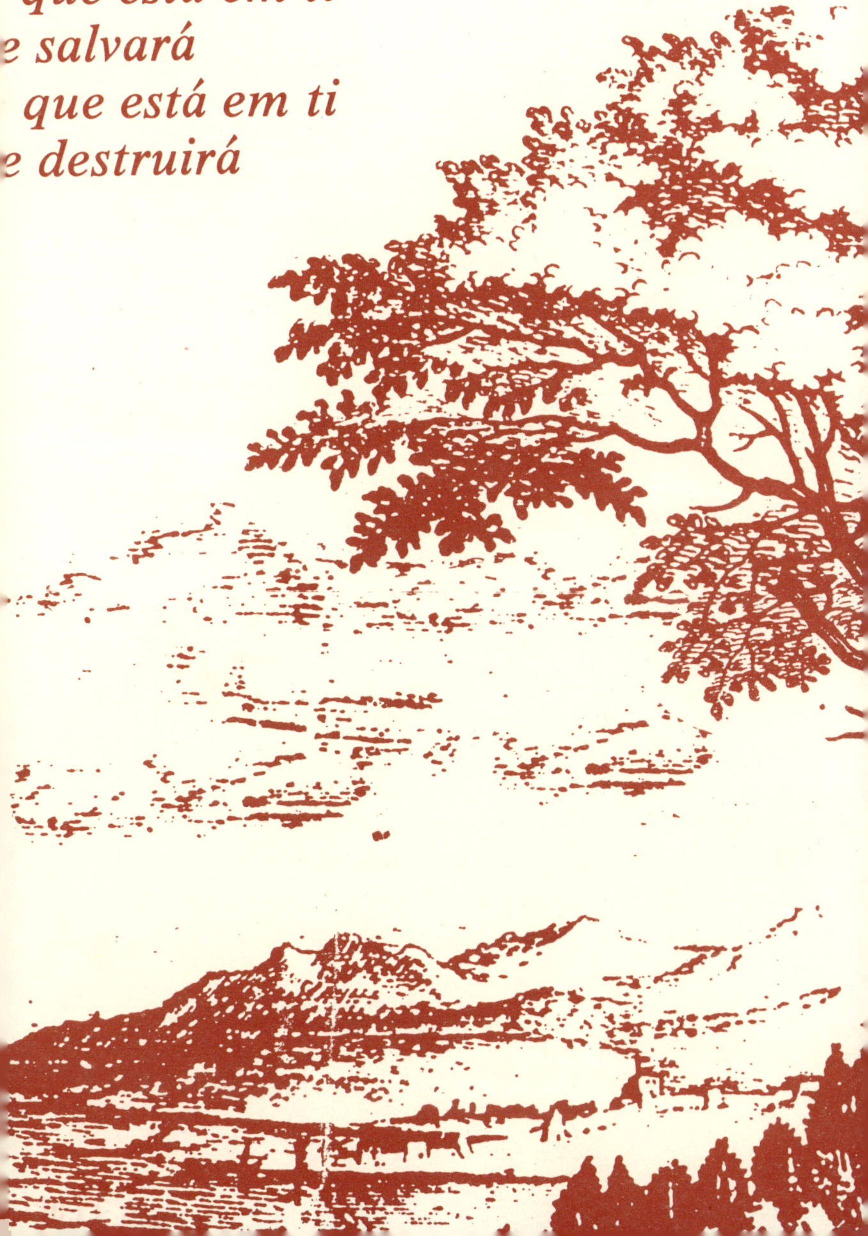

Há muita coisa que a gente põe pra dentro todo dia, depois não deixa sair e ainda reclama: Estou engordando! Meu intestino não funciona! Tenho o colesterol alto! Triglicerídeos! A glicose é alta também! Sinto cólicas menstruais horríveis, pedras nos rins e na vesícula, mau hálito, colite, diverticulite, rinite, sinusite, catarro nos pulmões, corrimento, alergias, suor fedido, ouvido meio surdo, articulações emperradas, cistos, tumores, varizes, ameaças de enfarte, ai, que dor de cabeça!

Curioso. Porque o nosso corpo é feito justamente pra deixar sair, e assim evitar qualquer doença. A gente faz cocô, xixi, sua, arrota, peida, expira, tosse, chora, menstrua, assoa o nariz, tem orgasmo e outras coisas pra se livrar de excessos que, em ficando, perturbam o bom funcionamento físico, mental e espiritual.

Aquela tensão na nuca é um excesso que tem que sair. Aquele ideal vibrando no peito um dia tem que sair. Talentos abandonados e apetites mal satisfeitos acabam virando doença.

Quando não se deixa sair, o final mais provável é o hospital. Por isso é que praticamente todo mundo tem seguro médico-hospitalar, já que pode ficar doente a qualquer momento, e doença é despesa. Só que, como dizia Gandhi, a multiplicidade de hospitais não é sinal de civilização, é sintoma de decadência.

Não tem aquele papo de que pra baixo todo santo ajuda? Pois é: pra piorar, tá fácil.

A comida moderna, o stress urbano, a poluição, a crise econômica, a pasteurização cultural, tudo isso são pressões e invasões difíceis de evitar, que acabam fazendo a gente se sentir meio qualquer coisa, vivendo de qualquer jeito.

Mas é possível reagir a isso em outro tom, construindo um mundo interno forte e bem protegido. E também é possível aprender a eliminar os excessos de toxinas físicas e mentais através das cinco atividades essenciais da vida: alimentação, respiração, movimento, pensamento e relacionamento. São práticas simples, baseadas num princípio só, que é o entra-e-sai.

Olho vivo: a saída é a saúde.

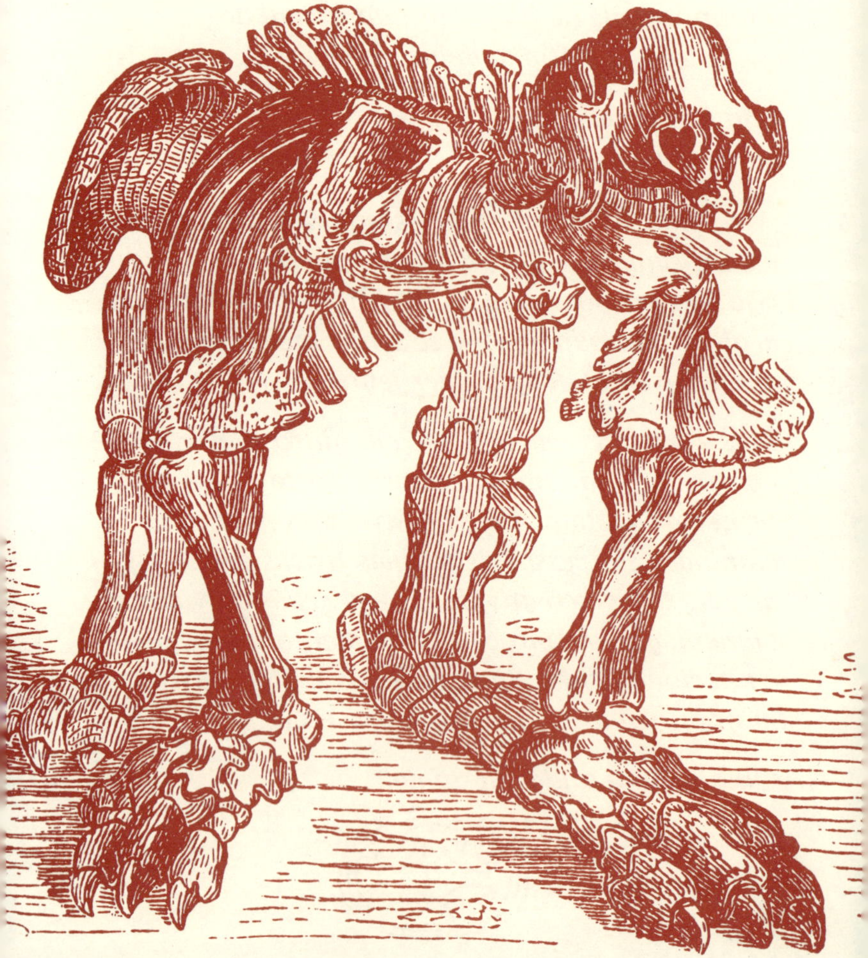

Quando uma pessoa está doente e o tratamento não dá certo os médicos modernos mudam de remédio; os antigos mudavam rapidamente de cozinheiro.

Comida não é tudo na vida, mas influi diretamente no resto. E a gente conhece a boa comida por três qualidades fundamentais. Primeira: tem que ser nutritiva, cheia de microorganismos bons para as nossas células. Segunda: tem que ser gostosa, claro. Terceira: tem que deixar sair.

Aí é que o burro empaca.

Pelo menos nas grandes cidades, o nutritivo deu lugar ao prático. Comida fresca, por exemplo, virou frescura: congelar é que é o quente. Ou então comprar em latas e pacotinhos instantâneos, com as vitaminas adicionais incluídas no preço. Ou, melhor ainda, comer fora. Fora de casa, fora do sério e completamente fora de medida.

Ah, pai! O pão branco da padaria, aquele nosso de todo dia, só é gostoso. Não nutre, porque é feito de uma farinha refinada que perdeu 80% de suas qualidades originais, nem deixa sair, porque não tem fibras. Pior: prende os intestinos e engorda.

Já o pão integral, aquele mesmo que Jesus multiplicava para os gentios, é feito da farinha grossa e escura dos grãos simplesmente descascados e moídos; por isso nutre, é gostoso e ainda faz o intestino funcionar.

Agora, me diz, se a gente não beija a primeira pessoa que encontra na rua, por que haveria de pôr na boca a primeira comida que encontra no botequim?

Seis doenças mortais vêm basicamente da comida gordurosa, refinada, açucarada, salgada ou cheia de produtos químicos do século 20: câncer, diabete, arteriosclerose, cirrose hepática, problemas cardíacos e cérebro-vasculares. Fora a obesidade, que se não mata dá a maior força; a prisão de ventre, que atinge 75% da população ocidental e causa 95% das doenças, porque o sangue vai se envenenando com as toxinas das fezes; e a hipoglicemia, causada pelo abuso de açúcar, cujos sintomas vão desde o mal-estar constante até a neurose suicida, e que afeta 60% das pessoas que se açucaram.

Tem mais, tem mais! Sabe a aids? O vírus pode até não entrar pela boca, mas são as porcarias que a gente come e bebe (no mínimo) que formam o ambiente ideal para o vírus se instalar. Aqui, ó, que uma pessoa bem nutrida vai pegar o vírus da aids, ou qualquer outro! Pega nada. Uma comida limpa não faz depósitos de lixo nos intestinos nem de muco nos pulmões nem de gorduras nas artérias, não destrói a flora intestinal, não polui o fígado e o baço, não enfraquece as defesas do sistema imunológico nem predispõe o corpo a infecções nem engorda.

Pois é.

Mas o que entrou, entrou, e o caso agora é deixar sair.

Como? Comendo, ora. Entre outras coisas.

Comendo bem uma comida gostosa, que nutre e limpa ao mesmo tempo. Mudando a rotina da comida, investindo na saúde, escolhendo o alimento como se escolhe alguém pra namorar — com uma grande vantagem, já que a gente pode variar de alimento todo dia sem magoar ninguém.

Dieta Sem Dieta é assim: uma proposta de organizar a dieta pra nunca mais fazer dieta.

Parece grego? E é. Dieta vem de diaita, palavrinha inventada por Hipócrates — o pai da medicina ocidental — pra designar os hábitos diários de alimentação. Diários, veja só, e não eventuais. Diários. A gente começa a pôr pra dentro todo dia coisas boas que deixam sair, e assim faz do aparelho digestivo um canal sempre limpo por onde tudo passa e nada fica. Aí, se de vez em quando a gente come porcaria, a porcaria também não fica.

Parece simples? Pois é. Tem garantia de qualidade de mãe pra filha desde que o mundo é mundo e se baseia somente nos princípios da natureza.

A DIETA SEM DIETA DESINTOXICA
LIMPA E REEDUCA OS INTESTINOS
RECOMPÕE A FLORA INTESTINAL
PURIFICA O FÍGADO, OS RINS E OS PULMÕES
QUEIMA GORDURAS ACUMULADAS
AJUDA A BAIXAR AS TAXAS
DE COLESTEROL, TRIGLICERÍDEOS E GLICOSE
ELIMINA O CATARRO
E RENOVA COMPLETAMENTE O SANGUE
EM TRÊS SEMANAS

E depois das três semanas, quem sabe de você é você. Seus caminhos internos vão estar abertos para que os bons hábitos diários de alimentação se tornem a sua dieta definitiva, livre e flexível como a própria natureza do seu ser. Todas as escolhas serão suas.

A Dieta Sem Dieta não tem contra-indicações. Mas converse com um médico a respeito, se quiser, ou simplesmente observe bem as suas reações, tanto físicas quanto emocionais. Cada pessoa é um universo; não há fórmula que sirva igualmente para todo mundo e não há livro que possa substituir o seu bom senso.

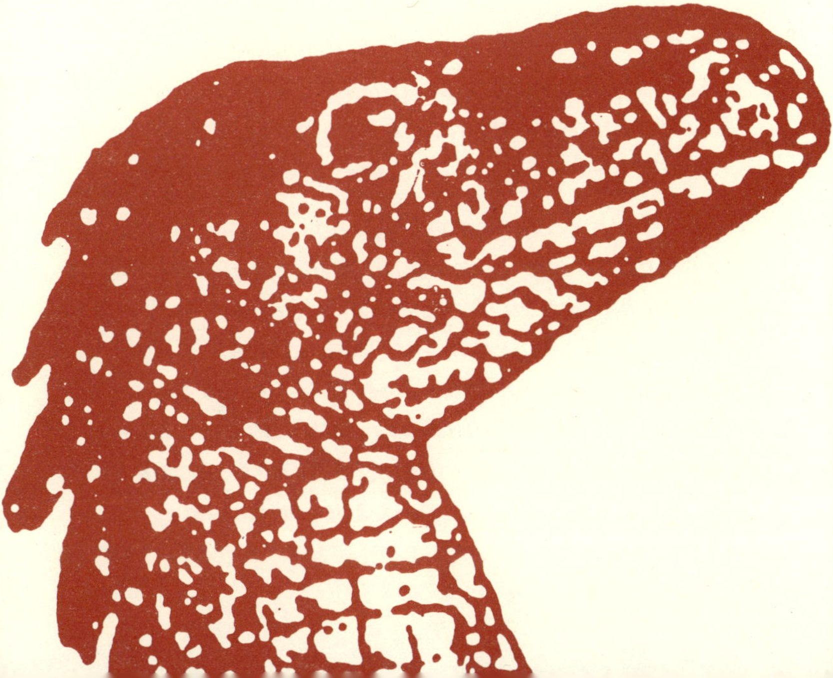

Primeira semana: cardápio

Em jejum,

uma xícara de caldinho de rã. Opcional, é claro. Pode ser chá. Calma que a explicação já vem!

Meia hora depois,

café da manhã, que de café mesmo não tem nada. Mas tem várias opções:

- *um prato de cereais macios com gersal e algas, salsinha e uma verdura de folha, crua ou cozida;*
- *duas fatias de pão integral torrado com patê de tofu + misso + verdes;*
- *sumo de vegetais crus com uma boa fatia de cuscuz de arroz;*
- *bolinhos de arroz com uma porção de verdura de folha;*
- *rolinhos de alga nori com arroz e salsinha;*
- *qualquer outra boa idéia envolvendo basicamente cereais e verduras.*

Se quiser mais proteína, junte tofu.
Chá: dente-de-leão, habu; ou café de cevada.

Repare bem no quanto de alimento você precisa de manhã. Muita comida dá moleza; pouca, pode dar mau humor ou depressão. Nenhuma, pra quem agüenta bem um jejum matinal, é ideal. Ajuda a eliminar mais em menos tempo. Quem come três vezes por dia só elimina 60 a 70% do que deveria; comendo duas vezes, elimina 100%; e se comer uma vez só, elimina demais e se enfraquece.

No almoço,

sopa de arroz do Pai José, o quanto quiser.
Chá: dente-de-leão ou habu.

Se der fome durante a tarde,

o lanchinho pode ser uma das opções da manhã ou uma tacinha de gelatina. Deixando um espaço de 3 horas entre o lanche e as refeições.

No jantar,

sopa de arroz do Pai José, à vontade.
Chá: dente-de-leão, habu; ou artemísia pra relaxar.

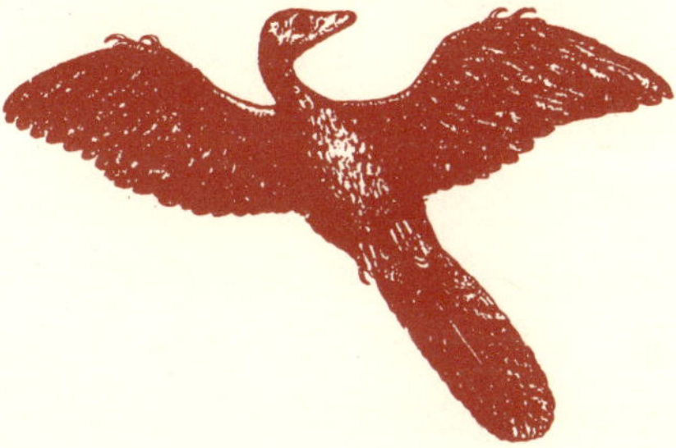

Primeira semana: receitas

Caldinho de rã

Por favor, não faça essa cara, que as rãzinhas se ofendem com muita facilidade. E todo mundo sabe que Deus as criou pensando justamente nisso: seu caldo é um alimento medicinal usado há milênios para limpar e recompor a flora intestinal,

fortalecer pulmões e eliminar catarros, curando pneumonia e tuberculose e ao mesmo tempo nutrindo o organismo todo. Coisa de bruxo mesmo, que sabe buscar as forças especiais da natureza para reparar danos que a gente causa sem querer.

Portanto encomende as rãzinhas no brejo ou na peixaria; costumam vir limpas e sem pele. Lave com limão e ponha pra cozinhar, 4 copos de água para 1 rã. Ferveu, fogo baixo, panela tampada por meia hora ou até o caldo se reduzir à metade; dá para dois dias. Beber quente, com umas gotinhas de shoyu e/ou limão.

Pode cozinhar com algas, que combinam muito, e comer as algas. Pode juntar sumo de salsa ou coentro.

A carninha da rã, desossada e refogadinha em azeite, cebola, alho e cheiro-verde, fica uma delícia para as outras pessoas da casa que não estiverem vegetarianas.

Esse caldo de rã, em jejum, é especialmente indicado para fortalecer o sistema imunológico.

1

Cereais macios

Quem nunca comeu não imagina a gostosura que é uma papa cremosa de cereais integrais. Muitas combinações são possíveis, além do arroz puro: arroz + arroz moti integral (procure nas lojas japonesas), arroz + painço descascado, arroz + milho verde, arroz + milho duro (canjiquinha), arroz + trigo em grãos e aveia em grão, papa de milho verde, aveia em grão pura, trigo + aveia e cevadinha, enfim: é grão, você combina como quiser e vê no que dá.

Cozinhar com 4 vezes mais água e 1 pitadinha de sal, uma hora e meia em panela de pressão ou duas a três horas em panela comum, grossa, tampada, de pedra ou barro, se possível. É bom deixar de molho na véspera. Bom também quando a papa puder ficar a noite inteira num fogo bem baixinho, sobre uma chapa, à moda da roça.

Os cereais dão muita energia. Como são ricos em carboidratos, médios em sais minerais e proteínas e pobres em vitaminas, as verduras de folha verde-escura são um complemento indispensável. O gersal acrescenta proteínas, óleo de alta qualidade e, claro, sal.

Patê de tofu + misso + verdes

Tofu é aquele queijo de soja que não tem gosto de nada mas vai bem com tudo, e seu valor protéico é igual ao da carne de galinha. Compre ou faça em casa, cozinhe durante 15 minutos com um pouco de shoyu ou sal e guarde na geladeira dentro da água em que cozinhou. Na hora de comer tempere com uma bolinha de misso e bastante salsinha, cebolinha, hortelã, coentro, manjericão, o que for folhinha verde e você gostar. Cuidado pra não exagerar no misso, por causa do sal. Se gosta, acrescente alho cru socadinho, cebola picada ou sumo de gengibre.

O sumo de vegetais frescos

é uma grande fonte de minerais e vitaminas. Você vai precisar de uma centrífuga ou de um bom ralador com um paninho tipo fralda pra espremer o bagaço depois. Veja se gosta dos seguintes: cenoura, cenoura + aipo, cenoura + couve chinesa (acelga), cenoura + salsa (com talo e tudo), cenoura + brotos de alfafa, cenoura + pepino, pepino puro, pepino + salsa, aipo com suas folhas.

Se não tiver a centrífuga, rale os sólidos e soque as folhas no pilão.

1

Por que vegetais e não frutas? Uma questão de energia. Eles proporcionam uma energia média de longa duração; elas, uma energia alta de curta duração, porque a entrada de frutose — o açúcar das frutas — no sangue dá uma certa moleza. Outra razão é o equilíbrio entre sódio e potássio, que, em nós, deve se manter estável. Os vegetais são bem equilibrados, mas as frutas contêm muitíssimo mais potássio. Muito potássio em circulação faz o corpo se expandir e procurar automaticamente mais sódio para compensar, ou seja: mais sal, carnes, queijos, ovos, às vezes desesperadamente. É a fissura de muitos vegetarianos por pizza ou a compulsão dos carnívoros por churrasco.

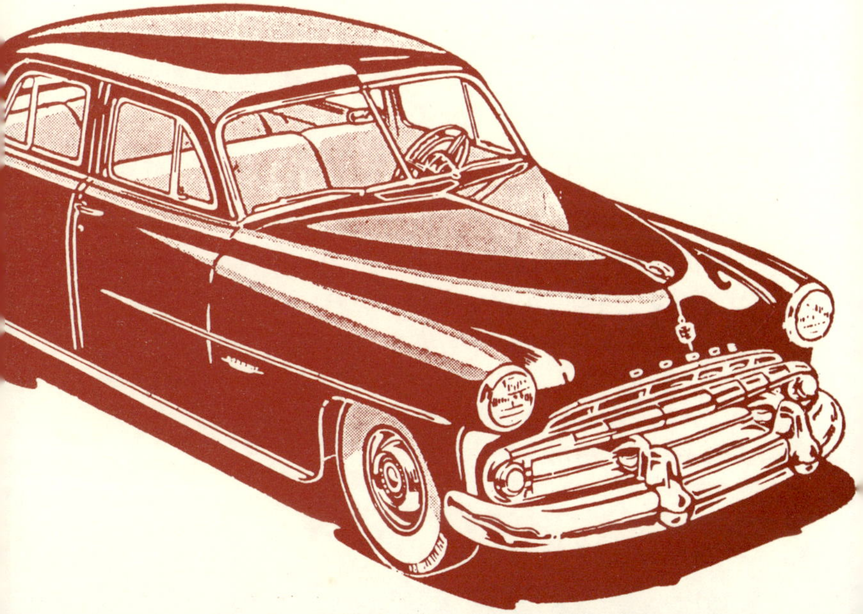

Cuscuz de arroz

Conhece cuscuz, aquela espécie de bolo que geralmente se faz de milho? Este é de arroz. Você precisa de uma cuscuzeira, aquela panela de dois andares com uma prateleira furadinha no meio, em cujo fundo se põe água; o cuscuz cozinha no vapor.

Primeiro vamos fazer a farinha. Torrando o arroz integral numa panela grossa, em fogo baixo e mexendo sempre até ele ficar moreninho e começar a pipocar; aí batendo no liquidificador ou passando no moinho de cereais até obter uma farinha fina; peneirando e moendo de novo a parte grossa que sobrar. Ou pode fazer sem torrar, deixando o arroz de molho desde a véspera. Importante: a farinha, qualquer farinha, só conserva suas propriedades nutritivas integrais durante um dia. Depois disso, o contato das moléculas com o ar faz com que muitos elementos se percam.

Farinha feita, é molhar com água de forma a ter uma farofa grossa que se apertar dá liga, se esfarelar solta. Sentiu? Um tico de sal, misturando bem; colocar na cuscuzeira sem apertar demais, não esquecer da água embaixo; deixar ferver meia hora. Comer com gersal e algas, verdinhos, verduras.

1

Bolinhos de arroz

Nada mais fácil de fazer! Cozinhe o arroz com um pouco mais de água pra ele ficar tipo grude, e aperte bolinhos nas mãos molhadas, recheando com algas e/ou pedacinhos de ameixa umeboshi, se quiser. Agora vire um tabuleiro de boca pra baixo e use o fundo pra colocar os bolinhos no forno — assim o calor chegará por igual. Deixe apenas o tempo de secar a superfície dos bolinhos. E providencie uma latinha com água dentro do forno para fazer umidade e evitar que a casca dos bolinhos fique dura. Como sempre, coma com verdes...

Sushis de arroz

São aquelas iguarias japonesas, redondinhas, que a gente come rápido como quem rouba e fica querendo mais. O de fora é alga nori, que vem prensada em folhas finas; o de dentro é arroz com verduras, gersal, verdinhos.

Passe levemente a folha de nori sobre a chama do fogão até ela mudar de cor. Coloque sobre a esteirinha própria (de bambu, encontrável nas lojinhas japonesas), estenda o recheio de arroz e verdurinhas de forma a ocupar 1/3 da folha, e enrole com a ajuda da esteira como se fosse um rocambole ou um cigarrinho. Molhe a beira da folha com água para colar, e pronto, agora é só cortar em rodelas — com uma faca sempre limpa e molhada, que é pra facilitar. E não desanime se na primeira vez os sushis saírem meio destrambelhados, depois melhora.

As verduras

que complementam os cereais podem ser cruas, cozidas ou prensadas, como você preferir. Cruas? Não há mistério, é só lavar bem e/ou deixar de molho em água com vinagre ou limão durante 15 minutos para eliminar os possíveis ovos de vermes. Cozidas? De várias formas: no vapor da cuscuzeira; no fundinho da panela, sem água, com ou sem 1 gota de óleo; aferventadas durante 2 ou 3 minutos, deixando a água ferver primeiro e então colocando a verdura. Prensadas? Assim: corte a verdura, salpique sal marinho e deixe descansar uns minutos. Aí amasse bem as folhas com as mãos e lave para tirar o sal.

Acelga e chicória ficam especiais no vapor; mostarda e cebolinha, aferventadas; acelga, chicória, almeirão, prensadas.

Chá de dente-de-leão

É depurativo do sangue, age sobre o fígado, os rins e o coração. Não ferva as folhas: faça infusão, pondo sobre elas água fervendo. Tampe e aguarde 15 minutos para tomar.

Detalhe importante quanto a qualquer chá — beber água fervida já é uma grande coisa em cidades como as nossas, onde quase nunca se pode dizer que a água é realmente bebível. E com umas ervinhas medicinais, então, nem se fala.

Chá de habu

O habu é uma sementinha que no interior se conhece por fedegoso. Age sobre todo o sistema geniturinário, limpando os rins e ajudando a eliminar secreções. É antiácido. Pra funcionar bem deve ser tomado o dia todo, feito água. Preparo: tostar numa panela 1 colher de sopa de sementinhas, mexendo sempre e tampando quando elas começarem a pipocar, cuidando pra não queimar. Pôr num bule de louça ou ágate, juntar 1 litro de água fervendo, tampar e esperar uma hora.

Café de cevada

É tônico do coração, ativa o baço e o pâncreas. Ponha uma colher de sobremesa do pó na caneca e junte água fervendo; tampe, deixe assentar e pronto. Coar é difícil, que o pó incha e entope qualquer coador. Não tome mais de uma vez por dia.

Sopa de arroz do Pai José

Esta é a chave da Dieta Sem Dieta, porque limpa e nutre ao mesmo tempo.

Panela grande. Dentro: 2 litros de água, 3 cebolas médias ou grandes, 6 talos de aipo com folhas e tudo, 2 alhos-porós de bom tamanho, também com tudo, e 1 cabecinha de alho miúdo, nacional, que não leva agrotóxicos, ou 3 a 4 dentes de alho grandões.

Se tiver tempo, corte tudo em gomos (cebolas) e fatias diagonais (aipo e alho-poró). Se não, ponha inteiros mesmo.

Deixe ferver durante 40 minutos em fogo baixo, panela tampada, para obter um bom caldo. Aí, se não cortou tudo em pedacinhos, passe na peneira para retirar as fibras de celulose das verduras, e devolva à panela. Junte 3 a 4 xícaras de arroz integral já cozido e ferva por mais dez minutos ou até o arroz ficar bem macio. Acrescente então as folhas de 1 maço de bertalha, cozinhe só 1 minuto e apague o fogo.

Tempere no prato com 1 colher de chá de misso e muitas folhinhas frescas de hortelã ou cheiro-verde. Acrescente algas, se quiser.

1

Detalhe: não é por ser sopa que pode ir engolindo de qualquer jeito, né? Mastigar o líquido e beber o sólido, sabe como é?

A sopa de arroz do Pai José não tem inconveniente para ninguém, pode servir aos convidados que o sabor é ótimo e todo mundo adora saber que seus vegetais são ricos em nutrientes e substâncias depurativas, como veremos já.

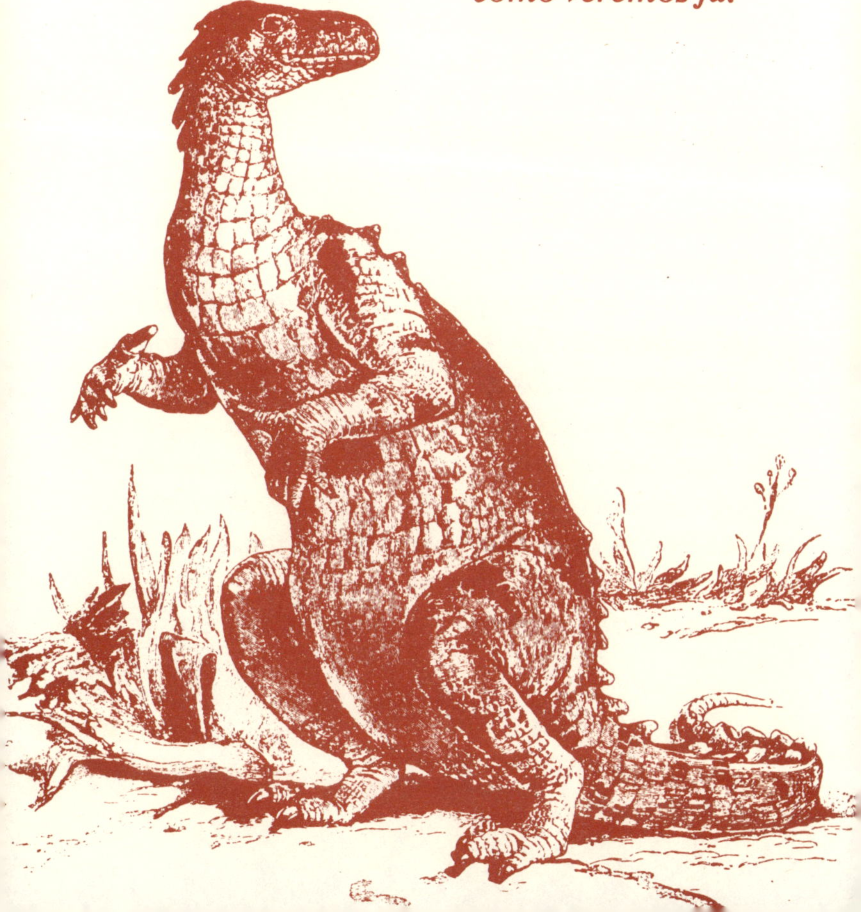

Alho

É a maravilha das panacéias curativas. Além de baixar a taxa de colesterol e triglicerídeos, ele é anti-séptico, equilibra a flora intestinal impedindo o crescimento de bactérias indesejáveis, é vermífugo, tônico (a primeira greve da história parece que foi durante a construção das pirâmides, quando cortaram a ração de alho dos escravos e eles se sentiram fracos demais pra trabalhar), acaba com as verrugas (aplicando uma rodela de alho em cima delas), faz bem ao fígado e às glândulas endócrinas, reduz a hipertensão, regula a glicose do sangue (alô alô, diabéticos), previne contra tumores malignos e relaxa os vasos sangüíneos que endurecem nos processos de arteriosclerose. Mais: ajuda os glóbulos vermelhos a transportarem oxigênio pelo sangue, desintoxica os fumantes e limpa os não-fumantes dos efeitos da poluição do ar. Seu único defeito é o álhito, perdão, hálito inconfundível que fica na boca. Pra neutralizar, mastigue uns raminhos de salsa que aí o benefício é duplo, porque a salsa também é uma maravilha, riquíssima em vitaminas A e C, em cálcio, ferro, clorofila e um montão de coisas mais.

I

Cebola

Também é a maravilha das maravilhas, símbolo universal de vitalidade. Crua ou cozida estimula a digestão, limpa os intestinos, é anti-séptica, reduz a pressão arterial, melhora o humor, acaba com a insônia, é diurética até no uso externo: esfregue meia cebola na altura dos rins ou do estômago pra ver como aumenta o seu fluxo de xixi. Caldo de cebola serve pra regularizar os rins e acabar com pedras neles ou na bexiga; ajuda a curar gota e reumatismo. Comer bastante cebola é ótimo em casos de infecção, pois ela faz suar e auxilia na eliminação das toxinas. Diabéticos, acebolai-vos! Cebolas são riquíssimas em glucoquinina, que baixa a taxa de glicose no sangue. Têm muita vitamina C. Acabam com a acne, limpando a pele de dentro pra fora, e fazem umas 413 coisas mais. Inclusive uma manteiga dulcíssima, assim — corte em gomos e refogue muitas cebolas num pingo de óleo de manteiga (receita adiante), de milho ou de gergelim, até ficarem transparentes; baixe o fogo, tampe e deixe cozinhar durante muito tempo, sem água, até virarem um creme dourado. Use no pão, no cuscuz da sua dieta (pode sim, pode sim!) ou sobre os vegetais. É demais.

Aipo (ou salsão)

Estimula a digestão no estômago, é diurético e laxativo, tonifica o organismo todo, desintoxica, limpa os rins, ajuda a emagrecer, alivia o reumatismo, acalma os nervos, é rico em vitaminas e sais minerais e as folhas contêm um tipo de insulina natural.

Alho-poró

É primo do alho e da cebola, tem mais ou menos as mesmas propriedades, acrescenta uma energia em expansão rápida e é gostosíssimo.

Bertalha

Tem tudo de bom que as outras folhas verde-escuras têm e mais a propriedade de estimular o funcionamento do intestino, ajudando com sua viscosidade o bolo fecal a deslizar.

Misso

Deve ser usado diariamente, exceto em dias de muito calor. Limpa e desintoxica o organismo, sobretudo dos fumantes, além de fornecer enzimas, vitamina B12 e proteínas. É uma saborosa massa de soja salgada e fermentada que tem mil e uma utilidades na cozinha. Quando é fervido perde as enzimas. Prefira as marcas caseiras, que não levam vinagre e são de fermentação lenta.

Gelatina

De algas, naturalmente, que é excelente para a pele, os cabelos e os intestinos. Contém muitos sais minerais, é fortificante e de facílima digestão. Vem em pó (ágar-ágar) e em barras (kanten). A medida é uma barra ou 1 1/2 colher de sopa do pó para cada litro de água ou suco.

Pode ser com melancia: você bate a polpa no liquidificador com 1 pitada de sal, coa pra tirar os caroços e leva ao fogo com a gelatina. Mexe bem até ferver, deixa cozinhar 5 minutos e põe nas tacinhas pra esfriar.

Pode ser com maçã: descasque e ponha na panela de pressão com 1 pitada de sal, ou misso, e 1 tiquinho de água no fundo; acrescente, se quiser, canela e erva-doce. Quando a panela chiar, abaixe o fogo e deixe cozinhar 15 minutos. Apague o fogo, tire a pressão e junte a alga já dissolvida, mexendo e cozinhando mais uns minutinhos.

Pode ser de mamão amarelo, a receita é a mesma da maçã. Mamão vermelho não dá, que é muito doce; e papaia, nunca! É um produto quase artificial, à base de adubos e engenharias genéticas, as mesmas que estão criando tomates quadrados pra caberem melhor nas caixas.

Segunda semana: cardápio

Em jejum,

chá de raiz de lótus com 1 gotinha de shoyu.

Meia hora depois,

café da manhã: as mesmas opções da primeira semana. Já tentou ficar em jejum?

No almoço,

sopa de arroz do Pai José; arroz com gersal e e salsa, ou outros cereais; pra completar, uma raiz, um legume e uma verdura de folha formando um pratinho bem colorido, cru ou cozido.

Se der fome durante a tarde,

você tem as mesmas opções da primeira semana.

No jantar,

um ou dois pratos da sopa de arroz do Pai José.

O chá

deve ser sempre o de raiz de lótus, a semana toda. Ele facilita a eliminação de muco e não funciona se você tomar outros líquidos.

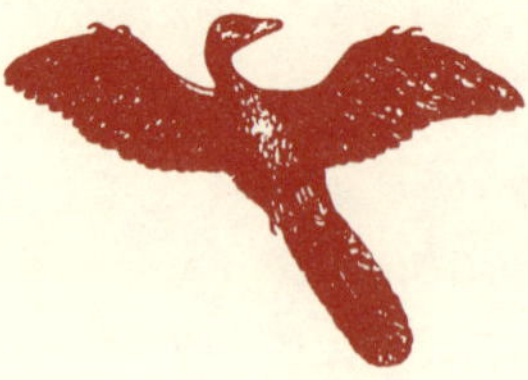

Segunda semana: receitas 2

O chá de raiz de lótus

você pode fazer da raiz fresca ou seca; procure nas lojinhas japonesas e mercadinhos naturais. A seca já vem cortada em rodelinhas. Medida: 10 rodelas para 1 litro de água, ferver durante 20 minutos, tomar feito água com 1 gotinha de shoyu.

E comece a andar com uma caixinha de lenços de papel, pois o catarro e o muco se soltam completamente e você vai ter que assoar bastante o nariz, cuspir, essas coisas.

A raiz fervida pode ser comida ou apenas mastigada até virar um bagacinho que se põe fora.

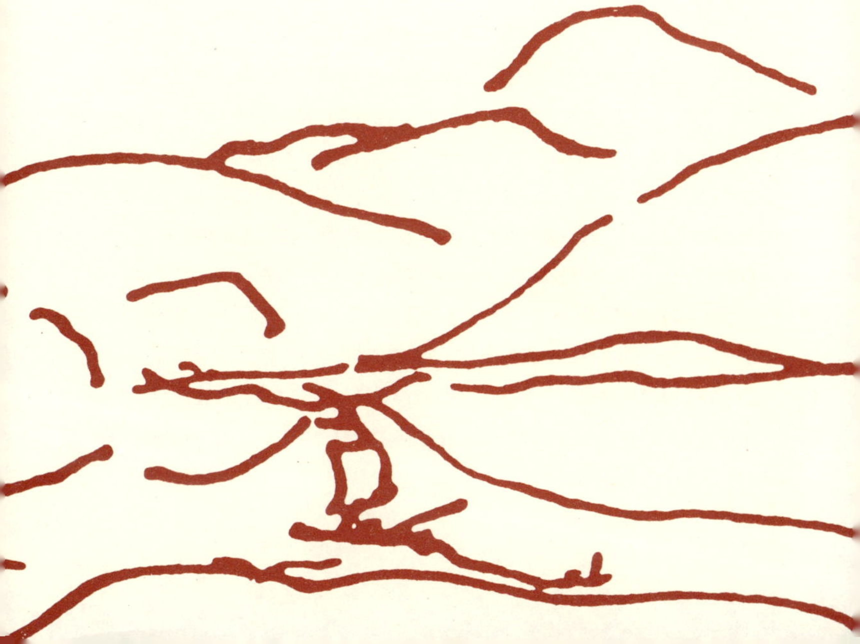

O arroz

desta dieta, de preferência tipo cateto, de grão curtinho e grosso, deve ser cozido na panela de pressão com um peso extra para ficar bem dinamizado e dar tudo aquilo a que você tem direito.

Medida: qualquer que seja a quantidade de arroz na panela, a água deverá cobrir o arroz e chegar até a primeira dobra do seu dedo indicador — a tal da falangeta. Quer dizer, você encosta o dedo em pé no alto do arroz e põe água até submergir a falangeta. Dá certíssimo, independente do tamanho da mão de cada um. Junta 1 colherinha de sal, tampa, põe no fogo alto.

Quando a panela chiar, você abaixa bem o fogo e põe um peso em cima da válvula da panela de pressão, aquele pino que balança, sabe? Pois é, põe uma cumbuquinha de barro de boca para baixo, ou uma xícara de café pesadinha, qualquer coisa até 150 gramas para uma panela de 4,5 litros. É pra impedir que o vapor saia. A pressão lá dentro aumenta — juro que sem perigo nenhum da panela explodir ou algo assim — e o arroz parece que cozinha de dentro pra fora, fica delicioso. Importante: nunca encha mais da metade da panela. Deixe 50 minutos no fogo com o peso, ou menos, dependendo da chama do seu fogão. Se empapar é porque tinha água demais, da próxima vez ponha óculos pra conferir a falangeta.

Coma sempre bastante arroz. Ele é o sólido essencial da dieta, já que alguns de seus componentes têm o poder de limpar o organismo de todas as toxinas internas e externas. Suas fibras ajudam na evacuação; bem mastigado, elimina até os pesticidas usados nas verduras e as toxinas da poluição ambiental. Pesquisas recentes apuraram que ele tem propriedades anticancerígenas.

Outros cereais

O milho, fresquinho, pode ser debulhado e cozido junto com o arroz, ou direto na espiga, ou pode ser ralado para virar creme, ou transformado em pamonha, enfim: vale tudo. Só não vale fubá que envelheceu no pote e perdeu suas melhores qualidades um dia depois de ser moído. Um milho bom e barato é aquele quebradinho, chamado canjiquinha, que geralmente se dá aos pintos. Não tem muito sabor, mas é bem nutritivo.

O trigo em grão fica uma delícia se for cozido e temperado como feijão — com alho, cebola, limão e verdinhos. É ótimo nas papas cremosas e nos bolinhos. Pode ser batido no liquidificador, depois de cozido, para triturar bem a casca. Peneirando fica um creme sem igual, base fantástica para sopas.

A cevadinha parece com arroz, cozinha como arroz e se presta mais que o arroz para sopas (cozinhar muito) e saladas (cozinhar pouco).

A aveia em grão produz um creme delicioso quando é cozida por bastante tempo; dissolvido, esse creme vira um leite pra ninguém botar defeito.

O trigo-sarraceno fica gostoso na papa de cereais, nos bolinhos, no cuscuz. Dá uma farinha interessante, que se faz como a farinha de arroz. Pode ser simplesmente cozido com cebola para acompanhar os vegetais.

O triguilho é trigo integral partido em pedacinhos, serve para fazer quibe, tabule, cuscuz. É bom deixar de molho para ele amaciar.

O painço, ainda pouco usado no Brasil, é aquele cereal miudinho que passarinho adora, só que passarinho descasca no bico e a gente tem que comprar descascado. Pode ser cozido puro para acompanhar vegetais, ou com arroz na base do meio a meio, ou entrar em sopas, bolinhos, papas. Fortalece muitíssimo o pâncreas (alô, diabéticos).

Gersal

É uma paçoca feita de sementes de gergelim com sal. Gergelim claro ou escuro, ligeiramente tostado na frigideira até começar a pipocar e ser espremido entre os dedos sem dificuldade; aí, no pilão ou no liquidificador, 1 parte de sal marinho natural, moído e peneirado, com 12 a 16 partes de gergelim. Não triture muito, deixe metade em pó e metade inteira.

Use uma colherinha de café, cheia, sempre que comer cereais. É uma grande fonte de proteínas, e também de óleo de boa qualidade. E o sal, comido assim, tem um efeito menos contrativo sobre o organismo e não provoca sede.

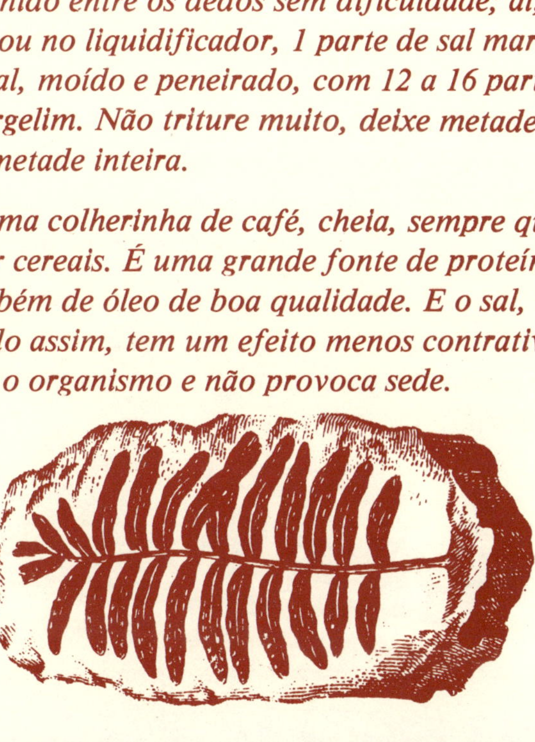

Raízes

São aquilo que dá debaixo da terra, como todo mundo sabe: cenoura, bardana, mandioquinha (batata-baroa), nabo comprido e nabo redondo, rabanete comprido e redondo; inhame, cará, batata-doce, beterraba, aipim (mandioca, macaxeira) e outros.

Durante a dieta, escolha a primeira leva, pois do inhame em diante todas as raízes têm muito amido e amido engorda. A beterraba contém muito açúcar e provoca acidez. Batata-inglesa é algo a evitar, pois quase não tem valor nutritivo e é de família bem tóxica, a das solanáceas. Falando nisso, sabia que o Mobral recomenda que se coma cascas fritas de batata? E que a solanina, veneno mortal, está justamente na casca das batatas? E que isso é tão grave que a lei proíbe a venda de batatas brotadas, porque é nos brotos que o veneno se concentra mais?

Use as raízes cruas ou cozidas — no vapor, na pressão, na água (pouca), no meio do arroz. A bardana demora mais que a cenoura para cozinhar.

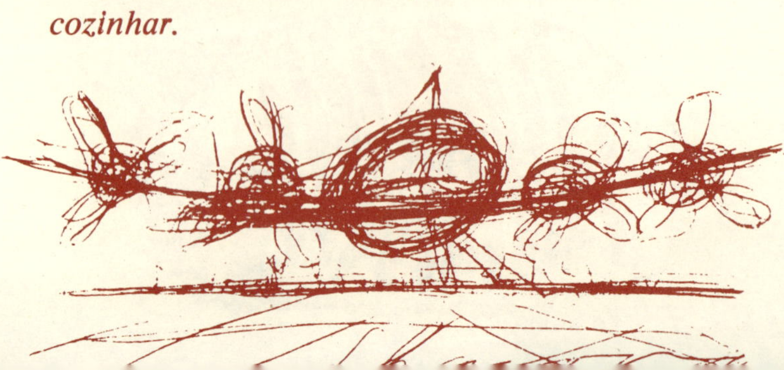

2

Legumes

São os frutos da terra: chuchu, abóbora, abobrinha, maxixe, jiló, quiabo, pepino, alcachofra, cogumelos. Prefira a abóbora japonesa, que se come com casca e tudo, aquela pequena e redonda de casca verde-escura e miolo massudinho.

Evite o pimentão e a berinjela, que são da mesma família da batata-inglesa, e o tomate, que além de ser primo é fruta.

Coma crus ou cozidos, como lhe souberem melhor.

Verduras

que não acabam mais: couve chinesa (acelga), acelga brasileira, chicória, couve, mostarda, agrião, almeirão, catalunha, rúcula, escarola, taioba, serralha, caruru, jambu, alface, alface crespa, repolho, beldroega, bertalha, folhas de cenoura, de nabo, de rabanete, de dente-de-leão. Durante a dieta, evite brócolis, couve-flor e espinafre. Este porque é muito ácido, os outros porque têm muito enxofre e podem fermentar nos intestinos.

Coma cruas, cozidas ou prensadas. Um dia a ciência ainda vai descobrir que a presença de clorofila no organismo é mais importante do que tudo quanto se descobriu sobre remédios até agora.

Terceira semana: cardápio

Em jejum,

novamente o caldo de rã.

Meia hora depois,

café da manhã com as mesmas opções da semana anterior. Bom para testar a criatividade, né? Aliás, já tentou o jejum matinal?

No almoço,

finalmente uma refeição completa! E mais a sopa de arroz do Pai José, de entrada.

No lanche,

aquelas opções que você já conhece.

No jantar:

sopa de arroz do Pai José.

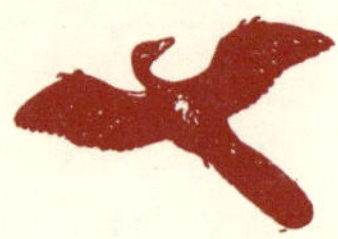

Terceira semana: receitas

Refeição completa

quer dizer o seguinte: quase metade do prato é arroz integral, puro ou com outros cereais, e o restante do espaço é dividido harmoniosamente entre raízes, legumes, verduras e um tipo de leguminosa seca vulgarmente chamada de feijão.

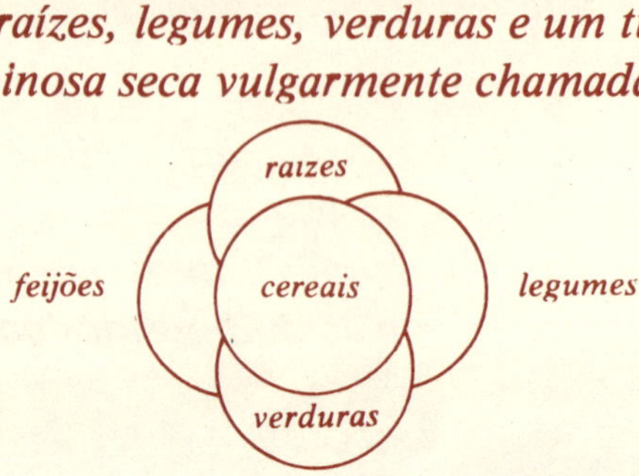

3

Os feijões

são a melhor fonte de proteína vegetal que há. Comidos junto com arroz integral, surge uma complementaridade de aminoácidos que aumenta em até 30% o valor protéico de ambos, e isso não atrapalha em nada a digestão, ao contrário do que dizem as más línguas. É bom variar a qualidade todo dia, já que a escolha é farta: feijão azuki, preto, fradinho, mulatinho, roxinho, listradinho, manteiga, branco, jalo, feijão-de-corda, guando, mais lentinha, ervilha e grão-de-bico, mais um montão de variedades que há Brasil afora. Os menores são melhores como energia.

Muita gente se queixa de que os feijões dão gases, mas isso se deve à maneira de preparar. O que neutraliza os gases é o tempero — alho, cebola, gengibre, açafrão, cominho, sementes de coentro, louro. Se você é sensível ao feijão, experimente a receita seguinte para ver se melhora. E não se esqueça de que carne, ovo, peixe, aves, queijo, enfim: nenhuma proteína completa deve ser comida junto com o feijão, que aí a digestão se atrapalha pra valer.

Deixe 1 xícara de feijão de molho durante a noite. A água ativa o endosperma dos grãos, fazendo eles ficarem com vontade de brotar, e isso mobiliza enzimas que facilitam a digestão. Leve ao fogo e jogue fora a água da primeira fervura. Agora ponha na panela de pressão, junto com um bom pedaço de alga kombu que também tenha ficado de molho, aproveitando sua água. Depois de uns 20 minutos de panela chiando apague o fogo.

Aí, numa frigideira, frite em pouquíssimo óleo — de milho, de arroz ou de manteiga — os seguintes temperos medicinais: 1/2 colher de chá de açafrão ralado ou alho socado, 1 de cominho em pó, 1 de sementes de coentro moídas, 1 colherinha de gengibre ralado e 1 cebola cortada em gomos finos, pondo uma coisa de cada vez e mexendo bem até dourar. Destampe a panela do feijão, misture os temperos e cozinhe sem tampa até o feijão amaciar, acrescentando água, se for o caso.

A pimenta-do-reino também serve para neutralizar os gases, estimular a digestão e as mucosas do reto, facilitando a evacuação; mas pessoas sensíveis podem não se dar bem com ela.

3

O gengibre

Dissolve catarros, ajuda na digestão das proteínas e facilita a absorção e a eliminação das gorduras pelos intestinos. Não descasque, que na casca estão os princípios mais ativos do gengibre.

Óleo de manteiga, ou ghee,

é o que os indianos mais usam para cozinhar. Compreende-se: a vaca de lá não é sagrada à toa, fornece alimento para muita gente e de muitas formas. O leite, por exemplo, que eles nunca bebem puro para não ficarem cheios de muco; diluem em água, fervem, tomam quente e misturado com gengibre ou com pimenta. Na coalhada e no iogurte usam mel. Esses picantes têm a propriedade de dissolver as grandes moléculas puxa-puxa da proteína do leite. Os árabes tomam coalhada com alho pela mesma razão, e comem carne crua com muito alho e cebola, etc. O óleo de manteiga é considerado pela medicina ayurvédica, da Índia antiga, o menos prejudicial à saúde humana. Também é chamado de manteiga clarificada, e, no nordeste, é a famosa manteiga de garrafa.

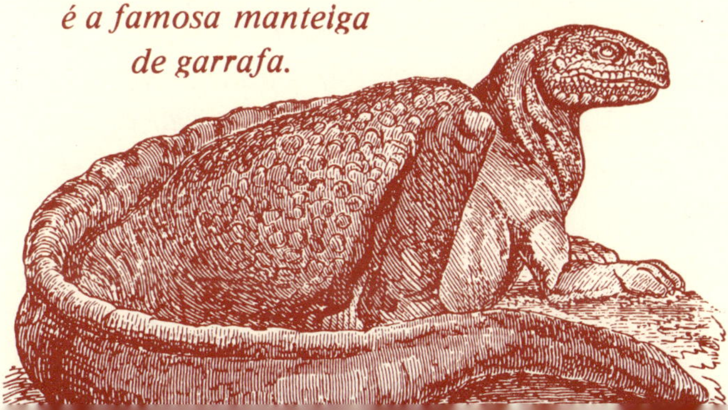

Pra fazer, primeiro você tem que conseguir uma manteiga purinha, com atestado de castidade e tudo. Aí põe na frigideira em fogo alto até ela derreter, baixando então o fogo. Uma espuminha começa a se formar na superfície, você vai retirando com a escumadeira, sem se importar com os resíduos do leite que vão descer lá pro fundo. De repente o líquido pára de borbulhar e fica com cara de óleo clarinho do qual toda a água já evaporou, então você tira rápido do fogo pra não queimar. Os resíduos lá do fundo devem estar douradinhos, já que você ficou de olho neles pra não deixar queimar. Coe, guarde em vidro e use nos seus quitutes.

Limão

Taí uma coisa que não deve faltar na sua refeição. Tempere com ele as saladas, as algas, a bardana, o feijão; mesmo pouco, use todos os dias. É riquíssimo em vitaminas, neutraliza a acidez e previne um montão de carências.

E pronto, terminaram os 21 dias de limpeza, agora você pode começar a procurar o seu equilíbrio normal. Claro que não vai cair de boca numa feijoada, olhe o senso de medida! Que tal aproveitar a faxina pra conservar o organismo em bom estado?

Pra sobreviver, a gente precisa de: carboidratos, proteínas, gorduras, minerais e vitaminas. E água, claro, e sol, terra, noite, essas coisas.

Carboidratos,

ou glicídios, são a grande fonte de energia do corpo. Estão, sobretudo, nos cereais e nas raízes, e em menor quantidade nos outros vegetais, verduras e frutas. Em excesso, viram gordura e muco.

Proteínas,

ou protídeos, são as moléculas que formam a a trama estrutural do corpo e se constituem de 23 aminoácidos, 8 dos quais devem estar sempre presentes na alimentação.

Fontes de proteína animal:
leite e derivados, carnes, peixes, aves, ovos, ovas — inclusive caviar.

Fontes de proteína vegetal:
feijões de todos os tipos, soja e seus derivados, amendoim, castanhas de caju, castanhas-do-pará, castanhas portuguesas, pinhões, sementes de girassol, gergelim, abóbora e melancia, caroço de jaca e por aí afora.

Os cereais têm pouca proteína mas de alta qualidade, e sua combinação com feijões ou derivados da soja ou sementes e castanhas aumenta em até 30% o teor de proteínas assimiláveis pelo corpo.

Não se deve misturar dois tipos de proteína na mesma refeição, porque o estômago só consegue digerir um de cada vez. O outro, indigesto, vira muco ou gordura, e costuma dar azia, acidez, mal-estar, gases. O excesso de proteínas pode gerar verrugas, calos, cistos, tumores e daí pra pior.

Gorduras,

ou lipídios, são uma forma de estocar energia no corpo. A necessidade real de consumo é baixa; o óleo que se usa pra cozinhar dá e sobra, considerando que cereais como arroz e milho já contêm óleo natural.

A razão de se usar mais gordura na comida é que ela retarda a digestão e por isso dá sensação de plenitude por mais tempo. A um preço caro, pois está provadíssimo que todas as doenças do coração, mais a arteriosclerose e o câncer do cólon, do seio e da próstata são filhos da comida gordurosa, animal ou vegetal. E, em muitos casos, a diabete também.

Os sais minerais

são micronutrientes que permitem a interação das proteínas com os carboidratos e as gorduras; sua presença na formação e na manutenção das células é vital. Somos feitos de 39% de cálcio, 22% de fósforo, 5% de potássio, 4% de enxofre, 3% de cloro, 2% de sódio, 0,7% de magnésio, 0,15% de ferro e mais iodo, manganês, cobre, níquel, arsênico, sílica, bromo, zinco, selênio e outros menos cotados. De tudo o que tem no corpo, os minerais são a única coisa que permanece depois que voltamos a ser pó — ou cinzas, conforme o caso. E, em se tratando de minerais, quantidade não quer dizer nada. Temos só 0,15% de ferro, mas sem ele não há núcleo para os glóbulos vermelhos nem sintonia com o magnetismo universal. Por isso é que a pessoa anêmica fica meio perdida.

Pesquisas recentes comprovam que a terra está cada vez mais pobre em minerais, que são o chamado sal da terra, porque a água da chuva e os rios vão levando tudo para o mar. Assim, a tendência do mar é ficar cada vez mais salgado e nutritivo. Em São Paulo, o professor Francisco Antunes desenvolveu um concentrado de minerais chamado Skrill, que é simplesmente água do mar aliviada de seus sais pesados, e os

resultados de seu uso são fantásticos, tanto em pessoas quanto na terra. Edson Hiroshi Seó, especialista em agricultura natural e biodinâmica, tem usado Skrill em suas plantações com um aumento de 3 a 5 vezes na colheita. Quer dizer: não é papo furado esse de que precisamos comer mais frutos do mar, especialmente vegetais, como as algas. E pra que isso aconteça numa boa é preciso parar já de poluir o mar, tratando de preservar a ecologia marinha antes que aconteça com ela o que acontece na terra. Ou não?
Fontes de minerais: todos os vegetais.
Endereço do professor Antunes: Largo da Misericórdia, 23/909, São Paulo, SP.

As vitaminas

também são micronutrientes que atuam junto com as proteínas, os carboidratos e as gorduras. Na verdade são elas que mantêm a nossa vitalidade, e vêm nas coisas mais vivinhas da terra, como as frutas e verduras frescas.

poluem demais o organismo. Uma pesquisa recentíssima da CorreCotia mostrou que cocôs vegetarianos têm um odor muito mais discreto que cocôs carnívoros, o que aliás se pode constatar perfeitamente ao comparar o que a vaca deixa sair com a titica do gato. A razão: toxinas e putrefação. Os alimentos vegetais são digeridos por nós, os alimentos animais apodrecem dentro de nós — fermentam e deixam resíduos. Além disso, são proteínas de segunda mão. Por que vamos comer o animal se podemos comer diretamente da fonte, que é vegetal?

Outra coisa: o máximo que a gente deveria consumir de proteína animal, por semana, seriam 750 gramas. Acima disso é excesso que se acumula e faz doenças.

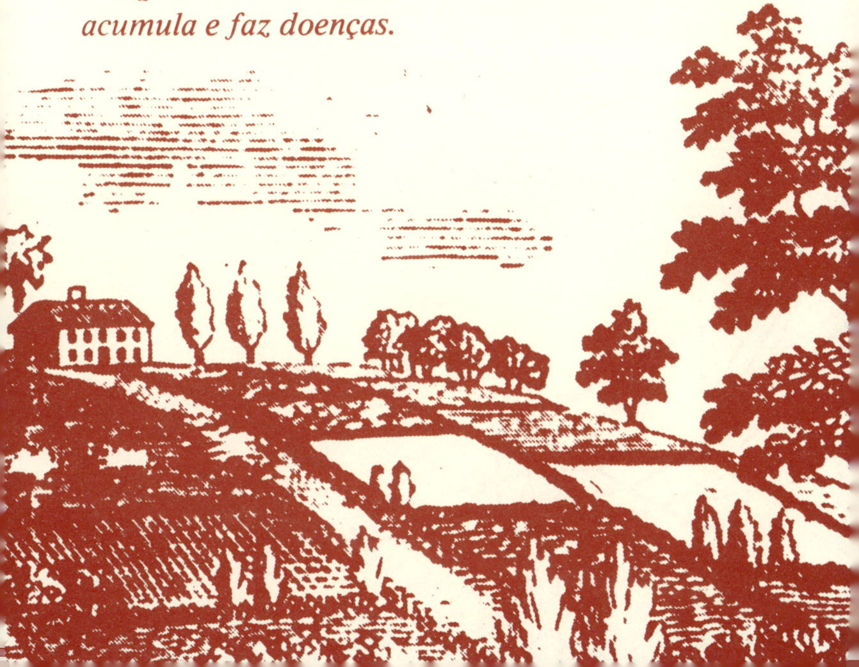

Os sabores são medicinais

Ácido

é bom para o fígado. Em excesso faz mal ao fígado e ao estômago, ao baço e ao pâncreas. Expande.

Amargo

é bom para o coração. Em excesso prejudica o coração e os pulmões. Contrai e é laxativo.

Doce,

de boa qualidade e em pouca quantidade, é bom para o estômago, o baço e o pâncreas; em excesso faz mal a eles e ao resto do corpo todinho, principalmente aos ossos, dentes e rins. É dispersante. Acalma.

Picante

é bom para os pulmões, em excesso prejudica a eles e ao fígado. É dispersante.

Salgado

é bom para os rins. Em excesso prejudica os rins, o coração, o sistema nervoso, a tensão arterial, tudo. Contrai.

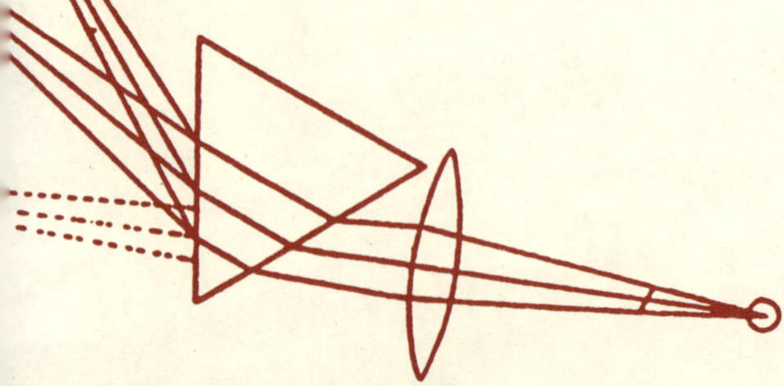

As cores da comida são medicinais

Verde

é bom para o fígado, a vesícula, o sangue, os órgãos sexuais.

Branco

é bom para o pulmão e os intestinos.

Amarelo

ativa a vista, a pele, o estômago, o baço e o pâncreas.

Marrom e preto

fazem bem ao coração, aos rins e à circulação.

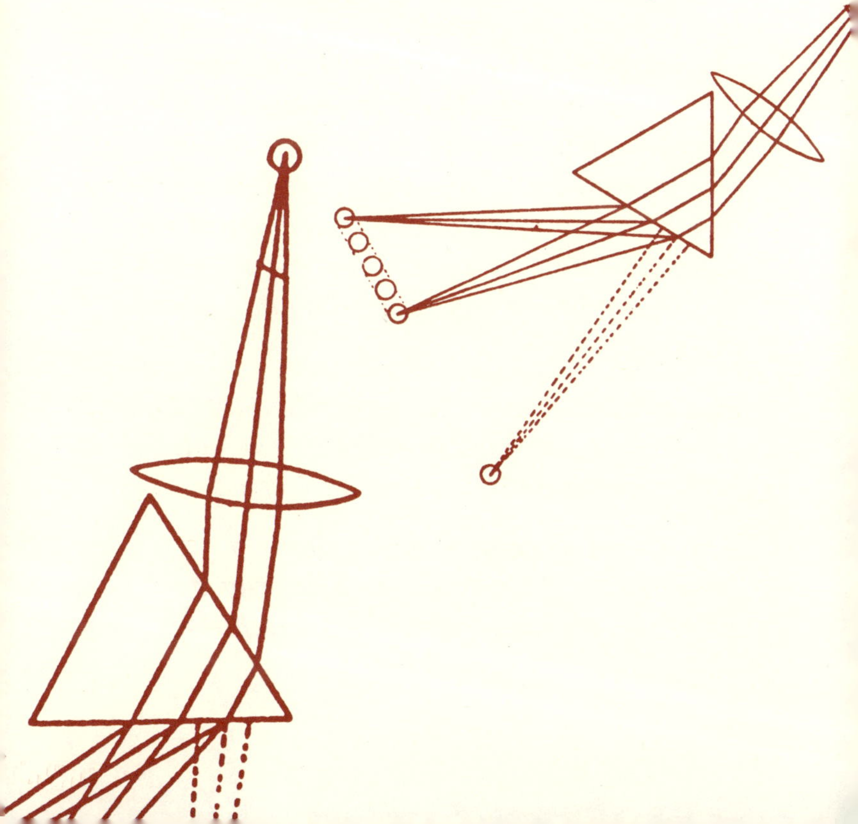

Sabe por que a gente engorda?

Porque a comida mal digerida e a comida de má qualidade, das quais o organismo aproveita muito pouco, se transformam logo em gordura. O pior é que o corpo continua pedindo os nutrientes que a comida não deu, então a gente come, come, come, e quanto mais come mais engorda. Mastigando mal, então, pior ainda.

E comida em excesso sobrecarrega o fígado, que é o grande maestro da sinfonia orgânica. Ele filtra e desintoxica o sangue com a ajuda das vitaminas e dos minerais; transforma os carboidratos em glicose, que é o combustível das células; pega os aminoácidos das proteínas e os reorganiza, formando outras moléculas protéicas de acordo com a nossa necessidade individual; produz a bile, que decompõe, assimila e elimina as gorduras junto com as enzimas digestivas do pâncreas. Como um bom maestro, vai liberando tudo harmoniosamente à medida que o corpo precisa.

Mas quando trabalha demais fica estafado, deixa de ser um bom maestro e vira aquele batedor de pratos que entra sempre na hora errada.

Arg. Dores de cabeça, gases, diarréia, constipação, dificuldade para acordar de manhã, pálpebras inchadas, articulações doloridas, mau humor, irritação, problemas emocionais, quem já não teve ao menos uma crise de fígado? E tem gente crônica na matéria: ranzinza, chata, chiliquenta, pessimista, franzindo muito o cenho, piscando os olhos e reclamando de tudo. Na mosca: fígado.

Quer dizer — além de gorda, a pessoa fica cheia de achaques.

Aí resolve jejuar ou tomar comprimidos pra moderar o apetite e emagrecer. O raciocínio é lógico: quando não recebe alimento, o corpo queima seu estoque de gorduras para manter-se em movimento. Mas essa gordura nutre as células? Não, e ainda põe as toxinas em circulação. A pessoa, que já estava fraca devido a muita quantidade e pouca qualidade, fica ainda mais fraca. Podendo chegar a um ponto em que as próprias células comecem a se transformar de novo em proteína para manter a pessoa viva, ou quase.

Jejuar é ciência e arte.

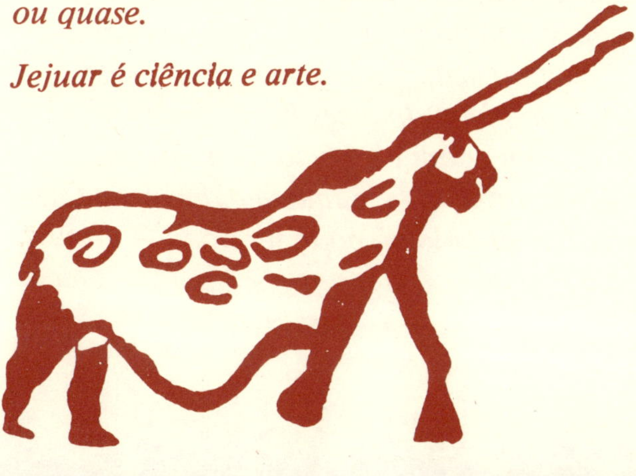

Dietas tipo mágicas, como a de Beverly Hills, podem realmente fazer a pessoa perder peso. Mas são um desastre total quanto à preservação da saúde, pois agem extremizando situações com as quais o corpo não foi feito para lidar. Não sei quantos dias de fruta, aí hambúrguer com queijo e ovo, aí um dia só de abacaxi, aí gordura e sorvete, aí mais fruta, aí churrasco, aí mais fruta, aí flacidez generalizada, cansaço dos processos de digestão e metabolismo, tendência à hipoglicemia por excesso de frutose (o açúcar das frutas), e certamente alguns anos de vida a menos por puro desgaste da vitalidade. Fora a decepção final, pois a maioria volta a engordar. Não é uma prática alimentar, é um quebra-galho; perfeito pra quem quer continuar comendo no McDonald's.

O problema da pessoa gorda não é deixar de comer. Ao contrário, é começar a comer bem. Trocando alimentos fracos por outros de alta qualidade, e aprendendo a mastigar, ela vai facilitar a eliminação dos excessos pelas vias normais. Completando esses novos hábitos diários de comer com exercícios simples que ativem o metabolismo e aumentem a entrada de oxigênio, o resultado só pode ser bom.

Sabe por que a gente acumula catarro?

Já vomitou alguma vez? No final não saiu uma gosminha? Aquilo é muco, o mesmo que escorre pelo nariz, o mesmo que sobe à garganta e a gente cospe, o mesmo que seca em contato com o ar e vira meleca ou catarro. Há dois tipos de muco. Um é a secreção normal das membranas mucosas. O outro, que está na berlinda, é resultado da comida que o corpo nem conseguiu assimilar nem transformou em gordura.

Ele nasce no estômago. Sobe sorrateiramente e invade as vias respiratórias, onde a passagem do ar faz com que fique grosso. Das vias respiratórias sobe novamente para a garganta e ela engole, olha o muco no estômago outra vez. E assim vai, da capo sine fine, a menos que a gente o expulse.

Quando a gente se resfria ou gripa, se vomitar põe pra fora boa parte daquele muco que ia sair pelo nariz.

Já reparou como às vezes, junto com o cocô, sai um catarro? É ele.

Atrapalha demais a assimilação de oxigênio e de nutrientes, faz alergias e maltrata as vias respiratórias.

Agora, pra uma coisa o muco serve: pista de patinação de micróbios. Sabe aquele catarro amarelo? São eles. E o verde? Também, num estágio mais avançado. Sabe certos corrimentos? Pois é. Tem um mau hálito que não vem do estômago, vem do pulmão: adivinhou? São eles. Focos infecciosos a granel pelo nosso sistema inteiro, por causa de coisas que a gente consome e depois não deixa sair: leite, laticínios, farinhas, gorduras, açúcar, excesso de comida, mistura de proteínas entre si, e mais adoçantes artificiais, drogas leves e pesadas, álcool, fumo, remédios, poluição...

Aí chega uma hora em que o corpo dá um brado de guerra: Atchim! E você pensa: Diabos, peguei uma gripe.

Pegou nada. Seu corpo é que está querendo deixar sair. Gripe é bênção, e se for tratada do jeito certo, serve muito bem pra limpar. Ué, diz você, mas tá lá no jornal que é vírus... Pode ser, mas como é que você hospedou o vírus e seu vizinho não? Sinta o espírito da coisa: você acumula catarro, o catarro acumula micróbios, os micróbios enfraquecem você e o vírus toma conta. Aí você se limpa, se fortalece, o vírus fica sem ter onde morar e se manda, ou morre direto de desgosto.

O vírus da aids, no final das contas, pode ter uma utilidade muito grande como sinal de alerta para as pessoas que precisam se fortalecer, porque está provadíssimo que ele só domina um organismo fraco onde já existam processos infecciosos. E alô alô, alopatas, que tal reavaliar esse excesso de antibióticos que vocês receitam por aí? Antibiótico enfraquece, certo?

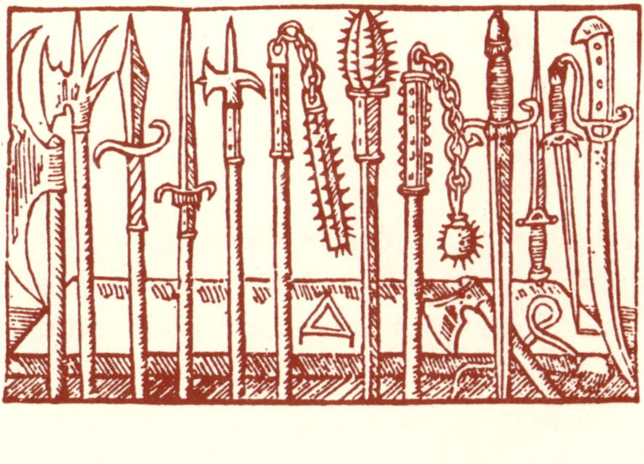

Sabe por que o intestino fica preso?

Os intestinos são dois: o delgado, que vem primeiro, e o grosso, que vem depois. O delgado tem 7 metros e dá uma porção de voltinhas dentro da barriga. O grosso é curto e faz um U de cabeça pra baixo, subindo pelo lado direito e descendo pelo esquerdo até desembocar no ânus.

No intestino delgado os nutrientes da comida começam a virar energia: são processados pela flora e pela fauna intestinais e o que serve é separado do que é resto. O que serve atravessa as paredes do intestino e vai para o fígado através do sangue. E o que é resto continua seu caminho rumo ao intestino grosso, onde chega em forma de uma pasta aguada e cheia de fibras impossíveis de digerir.

Aí acontecem duas coisas. Primeiro, a água vai sendo absorvida pelas paredes intestinais pra mais tarde virar xixi; segundo, uma multidão alucinante de bactérias começa a transformar aqueles resíduos na massa homogênea que é o cocô. Mas só bactérias? Não! Há também fungos, vírus, fermentos e outros microorganismos, divididos em mais de 400 variedades e em número superior ao número de células do corpo inteiro. Tudo micróbio, quase um quilo e meio deles em plena atividade, exclusivamente para o seu conforto. E não vale dizer que eles só fazem merda, não, pois ainda fabricam preciosidades como a vitamina B12 e defendem as paredes intestinais de irritações, infecções, intoxicações e outros ões que você pode arranjar quando come besteiras.

Ah, sim: porque besteiras você come, eu como, todos nós comemos, e se não fossem as bactérias lá para nos defender, estaríamos fritos.

Os antibióticos de largo espectro arrasam com essas bactérias. Aí, como é que elas vão nos defender do que quer que seja? Pesticidas, herbicidas, aditivos químicos e produtos artificiais também são fatais. E se ainda por cima a gente come coisas que apodrecem, tipo carne, as bactérias de putrefação proliferam à vontade e fazem a festa.

Aí pintam aqueles puns fedidos e a gente faz aquele cocô desagradável que empesteia o ambiente. É chato, né? Se é.

Mas tem uma coisa pior ainda: é não fazer.

Sensação de barriga cheia, a cabeça enfumaçada e talvez doendo, uma irritação incontrolável, e não se consegue fazer cocô. A muito custo, podendo até ficar com hemorróidas, a gente vai lá e faz um pedacinho. Duro.

Bota supositório — quêisso, mãe, eu sou é macho — bota, meu filho, não custa nada — bota, sente aquela vontade, vai lá e plic: expele o supositório. Só.

Constipou.

Toma um laxante — quêisso, mãe, não gosto de tomar remédio — toma, minha filha, é um chá de folhas de senne, caríssimo, vem da França, é produto natural — aí o chá bate no intestino e as bactérias ficam tão irritadas que acabam forçando o intestino a se mexer e empurrar o cocô pra baixo.

Ah, que alívio! Nasceu de novo. Tá limpo. Valeu. Agora já sabe: cocô difícil, chá nele. Até a hora em que as bactérias se acostumam e não há mais chá que faça efeito.

Come mamão todo dia, com semente e tudo. Mistura farelo de trigo no iogurte. Deixa ameixa-preta de molho no copo d'água durante a noite pra beber e comer de manhã. Às vezes funciona, muitas vezes, não.

E agora, José? Vai ficar entupido? Cuidado que a diverticulite te pega!

Diverticulite é assim: o cocô que não saiu gruda num ponto da parede do intestino, e ali vai desenvolvendo uma colônia de bactérias que acaba estufando a parede e formando uma bolsinha, que no final inflama e até arrebenta.

E se não dá diverticulite pode dar obstrução intestinal, tumores, câncer de cólon — que é o primeiro colocado nos hospitais do mundo inteiro — e coisas assim.

Tudo isso por quê? Porque comeu errado. ***Muita carne, muito ovo, muita gordura, muito pão branco, muito macarrão, batata frita, pizza, muita sobremesa, muita proteína e sal, sei lá o que mais. Sei o que menos: fibras.***

Um cocô sem fibras pode demorar uma semana, quinze dias, até percorrer o intestino inteiro — quando percorre. Mas um cocô de arroz integral, por exemplo, depois de seis horas já poderá estar navegando alegremente água abaixo no vaso sanitário.

E se for no Japão, onde a lei de Lavoisier é respeitadíssima e nada se perde, tudo se transforma, no dia seguinte esse cocô limpinho vira adubo pra produzir mais arroz.

O problema é intestino preso?

Isso está ligado ao medo, que faz a gente reter as coisas, e à repressão, especialmente a sexual, que inibe tudo o que se refere à região inferior do corpo. Roupas apertadas também criam problemas, fazendo diminuir a circulação do sangue e a atividade geral na área. Mas tem jeito.

Se quer reeducar seus intestinos, de cara arranje um horário certo pra ficar bem à vontade no banheiro deixando sair o cocô. Pra uns é de manhã, ao acordar, ou depois de um chazinho que desperte o movimento; pra alguns é depois de comer, pra outros é ao cair da tarde ou antes de dormir. Encontre o seu, lembrando sempre que a pressa é inimiga da perfeição: às vezes tem mesmo que sentar e esperar um pouco. E nem sempre sai tudo de uma vez só.

Aí, no senta-e-espera, é bom tomar consciência do que está acontecendo e de como a coisa vai funcionar. Pelo menos, a gente sabe que o cocô já está pronto. Bem. O intestino grosso é aquele U de cabeça pra baixo, lembra?, que sobe pelo lado direito do ventre, atravessa e desce pelo lado esquerdo. Então não tem erro: feche os olhos e mentalize isso dentro de você. Respire lenta, longa e profundamente, comandando o movimento com os músculos da barriga (não perca o próximo capítulo), que tanto a respiração quanto o movimento são estimulantes. Pode também massagear sua barriga com as pontas dos dedos, suavemente, seguindo o trajeto do cocô. Pode ficar de cócoras no vaso, se as suas articulações forem bem azeitadas. E muitas pessoas acendem um cigarrinho nessa hora, que as primeiras tragadas dão logo aquele tchan e o cocô sai — mas veja lá, não vá começar a fumar por causa disso! Respirar lenta e profundamente pela boca, tragando o ar, também dá resultado. E praticar do-in ajuda demais, equilibrando o meridiano.

Duas comidas boas para descarregar intestinos: arroz cozido com o mesmo tanto de abóbora e 20% de feijão azuki, e papa de aveia com abóbora. Comer no almoço e no jantar, uma vez por semana. Chá de folhas de chicória, em jejum, durante sete dias seguidos, também é surpreendente.

Ler no banheiro
tem um inconveniente:
vicia.
Você vai duas ou três vezes pra lá
com um jornal
e depois já não consegue fazer
um cocô desinformado.

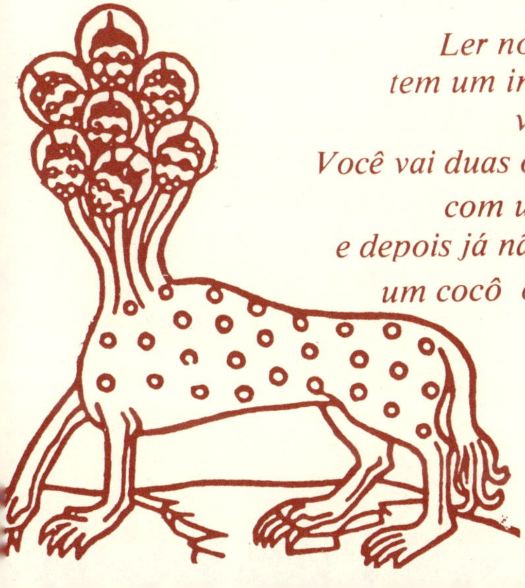

O problema é intestino solto?

Isso é ligado a depressão, a sentimentos de abandono, de morte. É um excesso de eliminação, e muitas vezes a pessoa parece estar querendo, digamos, autodefecar-se.

Diarréias constantes têm a ver também com o excesso de frutas, lanches e sucos consumidos no lugar das refeições, ou podem ser conseqüência de álcool e/ou drogas tipo cocaína. De qualquer modo, tanto a flora e a fauna intestinais quanto os neurônios do cérebro ficam arrasados com essas perdas.

Melhorar a dieta é um movimento de vida. Se essa pessoa assumir uma boa dieta, o problema desaparece no ato. Não é à toa que os intestinos são a raiz da nossa vida.

Quer acelerar o processo de limpeza?

Você pode limpar os intestinos

fazendo uma lavagem, clister, enema, aquela atividade que consiste em botar água pra dentro através do ânus com uma bomba ou algo semelhante e esperar que a natureza siga seu curso. Sempre em jejum. É incrível a sensação boa que vem depois.

Durante, nem tanto: ficar de quatro no chão é meio incômodo, tem aquela mão-de-obra de encher a bomba, introduzir, esvaziar e repetir isso umas quatro ou cinco vezes, mas vale. A água deve ser morninha, um litro, com uma colher de chá de sal; em vez de água pode ser banchá. Tenha o cuidado de passar uma vaselinazinha no bico do aparelho, ative o seu senso de humor e vá em frente. Não dói. Quando sentir a barriga cheia, pare.

Pode levantar e fazer algumas coisas pelo banheiro pra distrair, contraindo bem o ânus e não dando muita bola para a situação porque é bom a água ficar lá dentro um tempo e também porque a situação vai mudar logo.

Assim: de repente dá uma dor de barriga, aí você senta no vaso. Senta no vaso e passa até uns 15 minutos pondo pra fora, aos jatos, coisas que são nitidamente lixo da pior espécie, fezes que podiam estar retidas desde a infância e que estavam se abrigando confortavelmente dentro de você.

Pode crer: é como lavar os vidros do carro depois de uma estrada de terra e seguir viagem no asfalto.

Você pode também lavar o estômago, que é onde vão se acumulando resíduos e muco que se misturam aos novos alimentos que chegam. O método é simples: ponha uma colher de chá de sal e uma colher de chá de bicarbonato de sódio em um litro de água morna e beba tanto quanto puder, o mais rápido possível. Aí, vomite tudinho enfiando seguidamente três dedos na garganta. Beba mais um pouco e provoque o vômito final.

A yoga e a bioenergética adoram essa prática de limpeza, que serve também pra deixar sair emoções estagnadas — inclusive lágrimas — e é muito útil quando a gente come demais e se arrepende.

E se você é uma pessoa fanática por limpeza, limpe a língua logo de manhã, que ela fica cheinha de restos da digestão, de tártaro e de sua própria pele em decomposição. Limpar como? Com uma colherinha, ora, raspando daqui pra lá, de lá pra cá, de trás pra frente, de frente pra trás. Dá cada ug que só vendo.

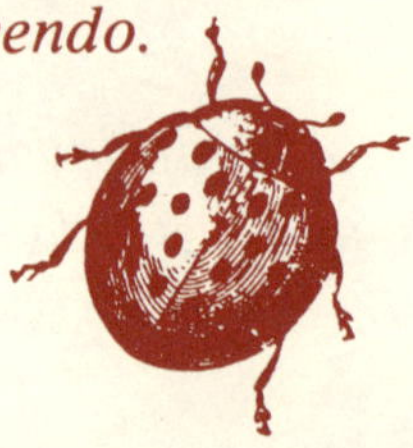

Outras eliminações que você pode ajudar

Furúnculos, inflamações, unhas encravadas

Emplastro de inhame com gengibre: descasque e rale um tanto de inhame cru, misture com 10% (desse tanto) de gengibre ralado com casca e tudo, junte farinha branca pra dar liga, aplique e cubra com uma gaze, untando primeiro a pele com azeite ou óleo de gergelim pra não provocar coceira. Esse emplastro é ótimo também para quando se arranca um dente e os alvéolos inflamam, ou quando os canais dos nervos estão infectados. Só que aí a gente enrola a mistura numa camadinha fina de algodão para fazer uma bolinha e aplicar no buraco do dente. Vale também para cáries infectadas à espera de um dentista.

Espinhas, acne

São o resultado das fermentações intestinais, geralmente formadas no encontro de proteínas com açúcar. Podem ser também eliminações de gordura ou sais animais, a gordura aparecendo do lado direito do corpo e os sais do lado esquerdo. Vai tudo embora com a boa dieta. Uma rodelinha de alho sobre a espinha desinfeta e desinflama. Chá de habu também é bom, tomado seguidamente com exclusão de outros líquidos e de produtos animais, amendoins e gorduras em geral, durante uma semana ou mais. Para limpar e nutrir a pele do rosto: faça uma trouxinha de pano com 1 colher de chá de aveia em flocos dentro, molhe e friccione delicadamente no rosto todo, em círculos; deixe secar e enxagüe. Não se espante se no início aparecerem mais espinhas; são as que estavam encruadas e que a aveia puxa.

Catarro, tosse

Caldo de rã, chá de raiz de lótus, banchá quase fervendo despejado sobre nabo e gengibre ralados, chá de hortelã com mel, ou de poejo com levante e mel, ou de cebola, que você ferve 10 minutos e mistura com mel, ou infusão de tomilho, ou xarope feito assim: 1 cebola grande cortada em gomos, 7 dentes de alho miúdo socados, mel suficiente para cobrir o feitiço; deixar descansar 3 dias e tomar 3 colheradas por dia. Eliminar os laticínios, as farinhas e os doces; reduzir as frutas; se possível, lavar o estômago e os intestinos.

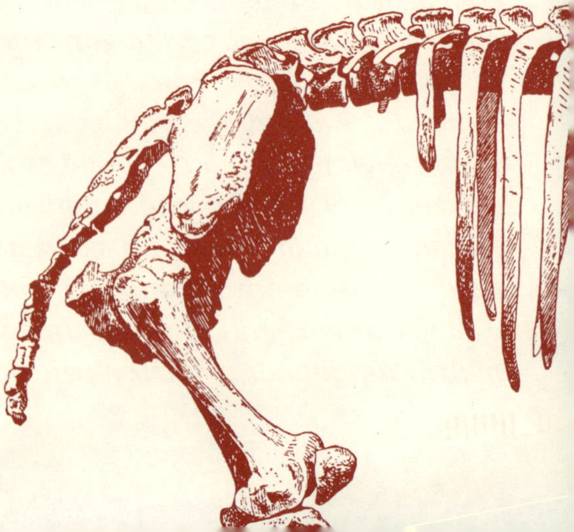

Gripes na mudança das estações

Elas acontecem porque o corpo quer se livrar dos excessos acumulados na estação anterior e se preparar para a próxima. Por exemplo: no verão a gente come mais frutas e toma mais líquidos, então o corpo se expande. Mas com a chegada do inverno ele quer se contrair para reter melhor o calor, então faz uma gripe pra expelir tudo aquilo. Lidar com a gripe é simples: basta reduzir a alimentação em quantidade e variedade, dando preferência a cereais integrais, ou tomando direto a sopa de arroz do Pai José, e repousar um ou dois dias. Outras medidas ficam por conta da iniciativa do freguês: chás, lavagens, exercícios de respiração, tudo isso ajuda.

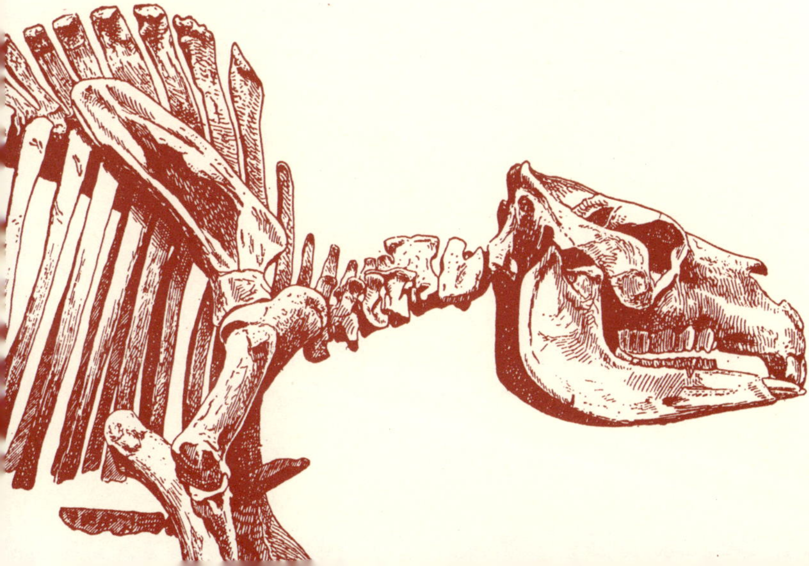

Pedras na vesícula

São formadas pelo excesso de colesterol que cristaliza. Eliminar toda e qualquer gordura da alimentação e comer bastante alho, cebola, gengibre, açafrão, aipo e alcachofra. Aplicar compressas quentes de gengibre sobre o local: ferva 4 litros de água, apague o fogo e ponha dentro uma trouxinha de pano com 250 gramas de gengibre ralado. Tampe. 15 minutos depois, molhe nessa infusão uma toalha, torça, aplique na área da vesícula, cubra com uma toalha seca e um cobertor; troque de 5 em 5 minutos. Com a ajuda de alguém, claro, a menos que você seja um polvo. (Polvo tem vesícula??)

Pedras nos rins ou na bexiga

Esquecer pra quase sempre o leite e os laticínios, e adotar o aipo em todas as refeições e de todas as formas — sopa, sumo, salada; tomar diariamente caldo de cebolas com misso; chá de quebra-pedra ou habu, feito água. Estas pedras são calcificações, isto é, aglomerados de cálcio.

Calos e verrugas

São excesso de proteínas. Diminua durante uma semana o consumo de proteínas de qualquer tipo, inclusive tofu e feijões; aplique no local um dente de alho socado, ou então tomate com sal, e cubra com um esparadrapo. Se puder, lave com chá de artemísia.

Sinusite

Costuma dar mais em quem tem vergonha de assoar o nariz na frente dos outros, e por isso funga. Aí o catarro, que queria sair, é obrigado a subir e entupir os sínus, que são umas bolsinhas nos maxilares. Isso dói, traz dor de cabeça, reações fortes à claridade e um estado geral de inflamação. O remédio é tomar chá de raiz de lótus ou banchá com nabo ralado e gengibre, seguidamente; fazer inalações com lótus ou gengibre e aplicar compressas também de gengibre no local. A compressa é assim: faça uma trouxinha de pano com 50 gramas de gengibre ralado e ponha em meio litro de água fervendo. Apague imediatamente o fogo. Deixe 15 minutos em infusão, aí mergulhe uma fralda dobrada ou algo assim, torça e aplique sobre o nariz e as maçãs do rosto, protegendo os olhos com algodão umedecido. Troque de 5 em 5 minutos, sempre cobrindo com uma toalha seca. Pode-se também fazer um emplastro frio de raiz de lótus fresca, ralando a raiz, misturando com farinha para dar liga e aplicando no local. E ficar bastante tempo com a cabeça debaixo do chuveiro quente também ajuda, mas cuidado pra não tomar vento depois. Ah: também não se deve lavar o rosto com água fria.

Menstruação

É a eliminação que a mulher faz a cada 28 dias, mais ou menos, descarregando grande parte dos excessos do corpo e da cabeça. Uma alimentação farta em folhas verde-escuras e cereais integrais, com pouco leite, laticínios e açúcar, favorece uma menstruação tranqüila. Muita gordura, sal e proteínas dão cólicas. Queijos e ovos são péssimos para os órgãos de reprodução da mulher.

Chá de artemísia, tomado várias vezes ao dia antes e durante a menstruação, age sobre o sistema autônomo que rege o setor e ajuda o sangue a descer numa boa. Do-in também.

Importante: se você tem problemas menstruais e sempre lava a cabeça durante o período, experimente deixar de lavar. Sua avó não dizia que faz mal? Pois parece que faz mesmo, impede certas descargas. Papo de vó é que nem fumaça, sempre tem fogo atrás.

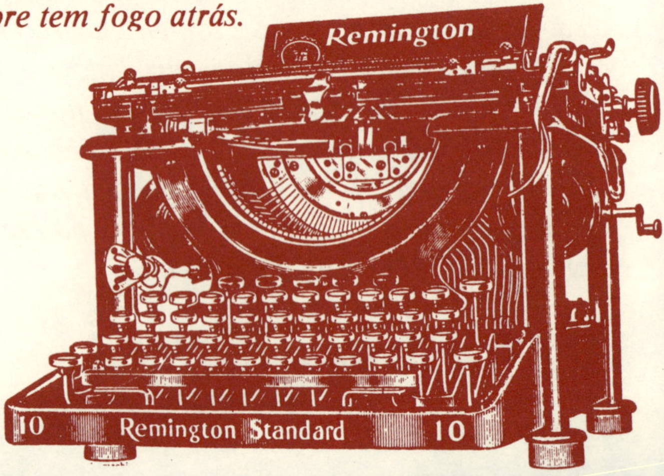

Corrimentos

Nove em dez são o muco provocado por queijos, farinhas, açúcar e excesso de frutas ácidas. Melhorando a alimentação e tomando chá de habu eles vão embora.

Lavagens? Pode ser, com banchá e 1 pitada de sal, eventualmente umas gotas de limão. Banhos de assento? Ótimos, em tina grande, com folhas de nabo secas.

Para corrimentos que coçam, compressa de alho funciona. Ferver 7 dentes de alho em 1 copo de água durante 10 minutos; molhar um algodão e aplicar sobre a entrada da vagina, o mais quente que puder, trocando assim que diminuir a quentura.

Ouvidos meio surdos

Sabe o lóbulo? Pois aperte com o dedo a parte mole que fica bem atrás e debaixo dele, entre o maxilar e o pescoço. Dói? É sinal de muco acumulado, que com o tempo pode calcificar e provocar surdez. Trate com aplicações de moxa, aquele incenso de artemísia que se queima bem junto à pele; se não conseguir isso, mas tiver artemísia, faça um cigarrinho com as folhas, acenda e aproxime a brasa do local, trabalhando em círculos durante 2 minutos, para ver se a curto, médio ou longo prazo consegue dissolver o muco. Pode tentar também compressas de gengibre. Fundamental: tomar bastante chá de raiz de lótus e esquecer os laticínios.

Vermes

Acontece até mesmo nas melhores famílias integrais, então não custa nada fazer uma limpeza periódica. Uma receita polivalente: ficar em jejum até a hora do almoço, ou pelo menos até o meio da manhã; quando não agüentar mais a fome, comer um punhado de arroz integral cru (deixado de molho desde a véspera para amaciar, e eventualmente socado no pilão) com um punhado de sementes torradas e descascadas de abóbora ou girassol. Sem sal. Meia hora depois, tomar um chá bem forte de artemísia. Almoçar mais tarde. Repetir o tratamento de 3 a 7 dias.

Cheiro forte de suor

Significa que os excessos estão saindo pelo ladrão, portanto é bom dar um balanço no que está entrando. Desodorantes só servem pra mascarar essa pista; os antiperspirantes, então, impedem de vez a eliminação e podem causar sérias doenças de pele. Se a alimentação estiver em ordem, você não vai precisar de desodorante nunca.

Mau hálito,

se não for dos dentes, pode significar resíduos no estômago — geralmente de produtos lácteos — sobrecarga do fígado ou acúmulo de catarro nos pulmões. Olho vivo!

Colesterol e triglicerídeos

são gorduras que se juntam e vão formando placas nas paredes dos vasos sangüíneos, e se as placas aumentarem muito acabam impedindo a passagem do sangue e do oxigênio. Nas artérias coronárias, a insuficiência de sangue acaba provocando infartos e matando o músculo do coração por falta de irrigação; nas artérias que abastecem o cérebro, a conseqüência é o derrame cerebral. O que faz baixar a taxa de colesterol e triglicerídeos é exatamente aquilo que dissolve gorduras — alho, gengibre e nabo comprido cru. Lecitina de soja também, dizem uns; outros desdizem, argumentando que ela não funciona isolada do resto de seu contexto. Todos os feijões contêm lecitina, o que é mais uma razão pra se comer feijão todo dia. E com bastante alho!

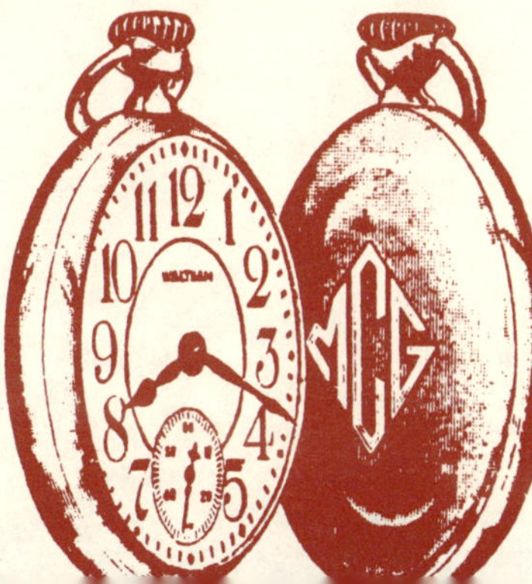

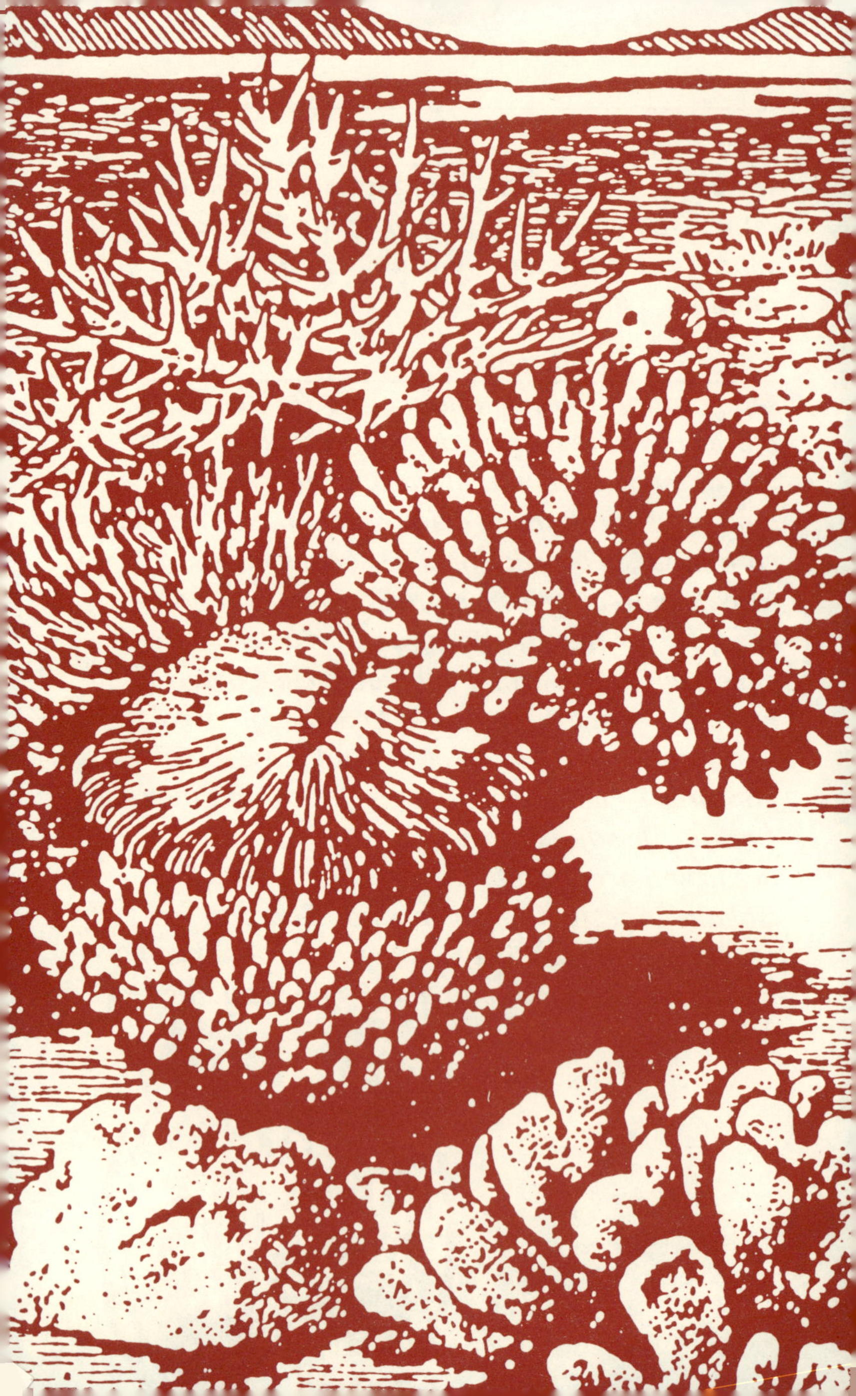

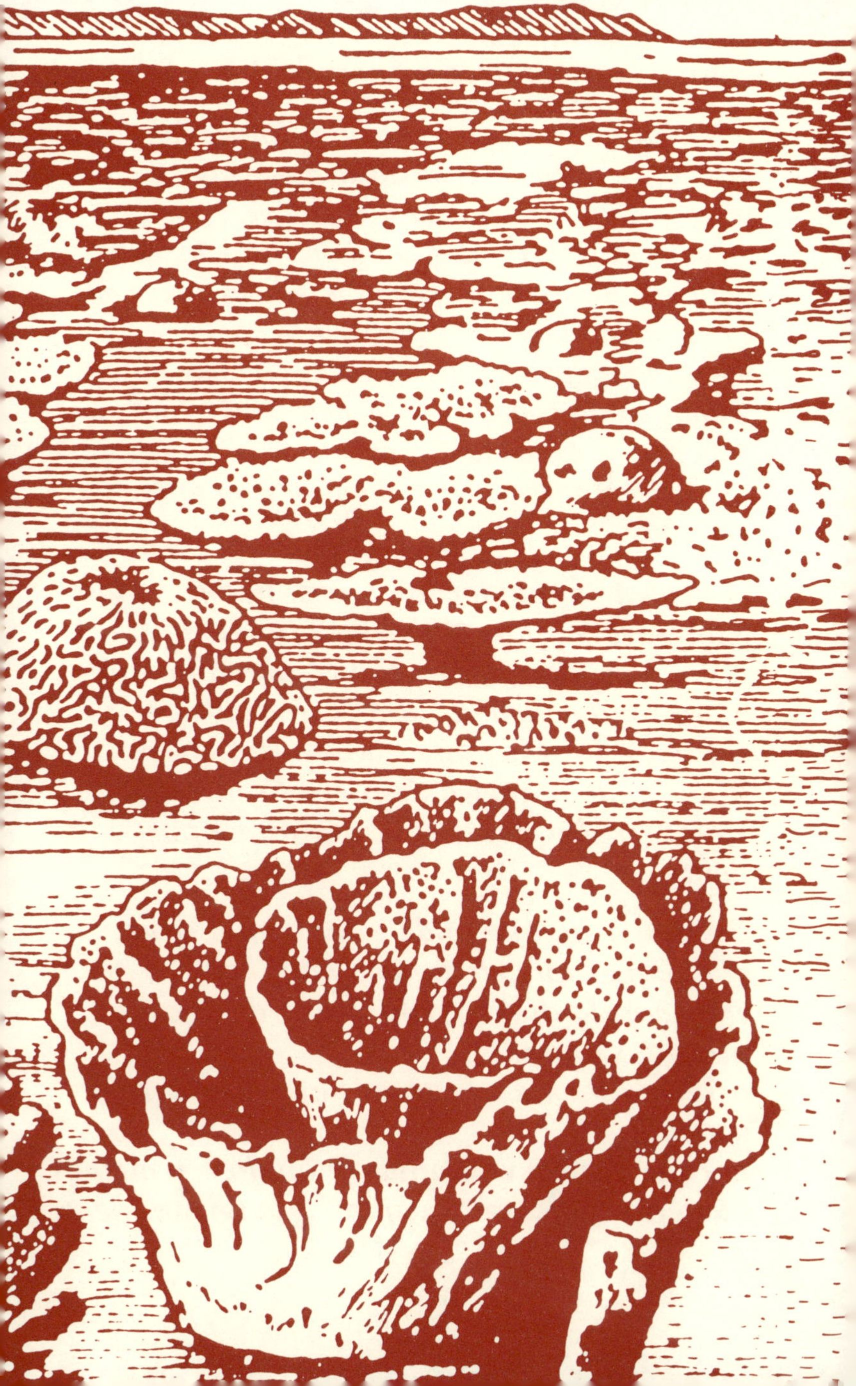

Para se fortalecer
contra aids e outros bichos,

---

primeiro é bom entender como a doença se instala. Geralmente é em alguém que dorme pouco, come mal e ainda se enfraquece com álcool e drogas pesadas, proibidas ou não; daí para um quadro de pequenas infecções aqui e ali é um passo. Para combater as infecções, o organismo produz determinadas células em grande quantidade. Ah, pra quê? O vírus da aids, que se alimenta justamente desse tipo de células, faz a festa e se multiplica. Pronto. Dançou.

O negócio é não ter infecções, não ficar tão vulnerável assim. Distúrbios funcionais, tudo bem; ninguém está livre de uma dor aqui, uma cólica ali, um mal-estar de vez em quando. Mas infecção é outra coisa. E a grande maneira de prevenir infecções é manter o corpo limpo, por fora e por dentro.

Se você acha que pode estar com o vírus, e não quer que ele tome conta, comece por eliminar da dieta os alimentos de alto risco:

- ***produtos animais,***
  principalmente as carnes de qualquer tipo;
- ***açúcar,***
  porque destrói vitaminas, glóbulos vermelhos, bactérias preciosas, e ainda cria um ambiente

muito ácido que os vírus adoram;
e aditivos químicos,
que intoxicam o corpo e sabotam as reações de defesa contra outros agentes estranhos.

Procure comer bem, dormir bem, tomar sol, fazer exercícios. Quer complementar a dieta? Tome levedo de cerveja em cápsulas ou em pó, coma algas marinhas na sopa de misso diariamente, capriche nas verduras de folhas verde-escuras, porque a clorofila limpa o sangue, beba chá Mu; pólen de flores é boa pedida, picles natural também. Evite guaraná em pó, café, chocolate, chá preto e outros estimulantes, pois eles vão fazer você gastar uma energia que não está sobrando.

Não se preocupe muito e se ocupe ao máximo. Como? Não consegue parar de se preocupar? Cante mantras que a cabeça acalma! Ou procure um bom homeopata, que é uma mistura de médico com padre e psicólogo; pelo menos vai dividir as preocupações.

Mas, na verdade, bom mesmo seria todo mundo se preocupar um pouco. Porque hoje é esse vírus da aids, amanhã ninguém sabe o que será, e a grande maioria das pessoas está comendo de maneira a criar as condições ideais pra morrer numa epidemia.

Comer é muito mais do que mastigar, engolir, digerir e eliminar. Envolve emoções, sensações, percepções, representações e outros imponderáveis ões, não é mesmo? Além do mais, o que é de gosto regala a vida, e às vezes mais peca quem se nega do que quem se entrega, que excesso de zelo também é gula. Então a gente procura ter uma rotina equilibrada e aceita pacificamente as exceções quando elas acontecem.

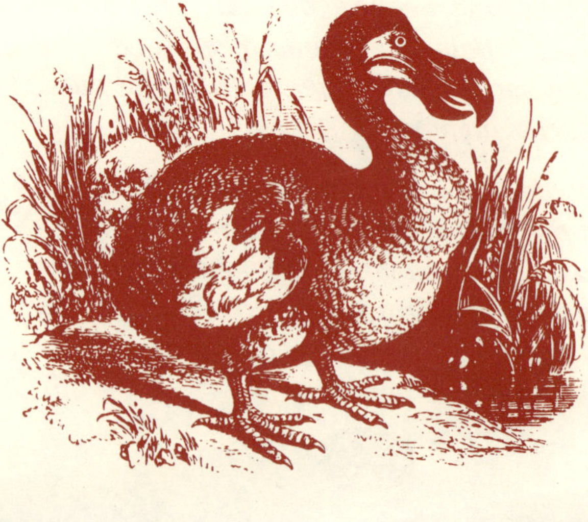

O problema é não fazer das exceções a regra, e deixar sair os excessos.

Se o churrasco é inevitável,

prefira as carnes brancas, coma pouco e mastigue muito. Se der, leve no bolso uns talos de aipo, uns ramos de salsa ou hortelã, um dente de alho ou um pedaço de gengibre — como? Você acha que não fica bem? Ah, o churrasco é do governador? Bah, chê, então o jeito é apelar depois para um bom caldo de alho, cebola, aipo e alho-poró, em casa e sem o governador saber. Mas que coisa! Subiu tanto na vida e ainda não aprendeu a comer verdura! Sabia que 1 parte de carne se equilibra com 7 de verdes?

Se o programa é comer pizza,

alho e gengibre também ajudam a dissolver as pegajosas moléculas de muzzarella, e alho socadinho toda pizzaria tem. Cru, claro.

Depois de festinhas de crianças,

onde brigadeiros, cajuzinhos e bolinhas de coco com abacaxi tiraram você do sério, tome bastante chá de carqueja. Amarga, pra compensar.

O álcool desidrata

Dizem que pra cada copo de bebida alcoólica é bom beber no mínimo cinco copos de água depois. Ou de chá de dente-de-leão.

Ressaca

de álcool ou de cigarro se cura com caldo de algas com misso, ou mesmo só água quente e misso, mais uns raminhos bem mastigados de salsa fresca.

Ameixa salgada umeboshi

É fantástica contra azia, má digestão, gases, enjôo, dor de cabeça, gripes e resfriados. Encontra-se em lojinhas naturais e japonesas, é meio cara mas vale a pena. Deixe desmanchar lentamente na boca ou dilua em banchá bem quente. É anti-séptica e contém muitos minerais.

Em caso de diarréia ou disenteria, espete a umeboshi num garfo e torre na chama do fogão até carbonizar. Faça então um chá de araruta, usando 1 colher de chá de polvilho de araruta para 1 copo de água e mexendo sempre até ferver; aí cozinhe 1 minuto e apague; dissolva a ameixa carbonizada nesse chá e vá tomando, bem quente, de meia em meia hora. Esta receita é boa também para gripes e resfriados fortes.

Gases

Se tem tendência a formar gases, tome sempre chá de dente-de-leão depois de comer. Às vezes ele não os impede de se formarem, mas pelo menos você solta todos de uma vez só — que nem a velhinha.

Frituras

É bom servir junto um tantinho de nabo cru, ralado, temperado com shoyu e limão; ou alho socado, ou sumo de gengibre, também crus.

Líquidos

De preferência beba 15 minutos antes ou depois das refeições, nunca durante. Sucos de fruta atrapalham a digestão, gelados também.

Comilanças

Se comeu demais no almoço, não jante; se comeu demais no jantar, tente passar a manhã seguinte na base do chá; se passou o fim de semana todo numa orgia romana, tome a sopa de arroz do Pai José durante uns dias e os deuses, com certeza, não se ofenderão nem um pouco.

4 a 6 horas

é o melhor intervalo entre as refeições — permite uma digestão completa antes que entre comida de novo. E não se esqueça de que barriga cheia de noite engorda e faz pesadelos: procure não comer nada 3 horas antes de dormir.

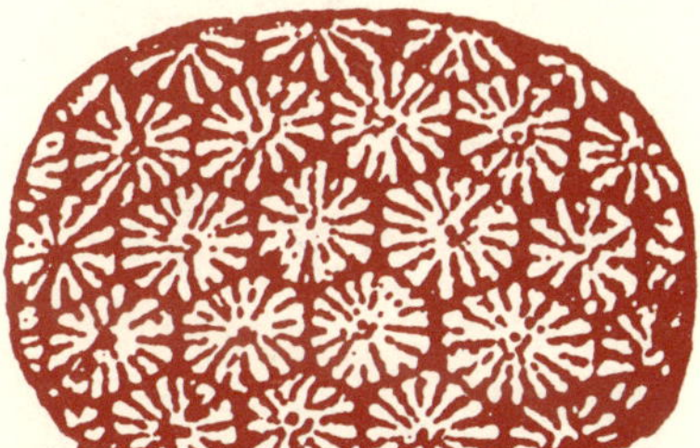

Mate a fom
não com
só com
e só beb

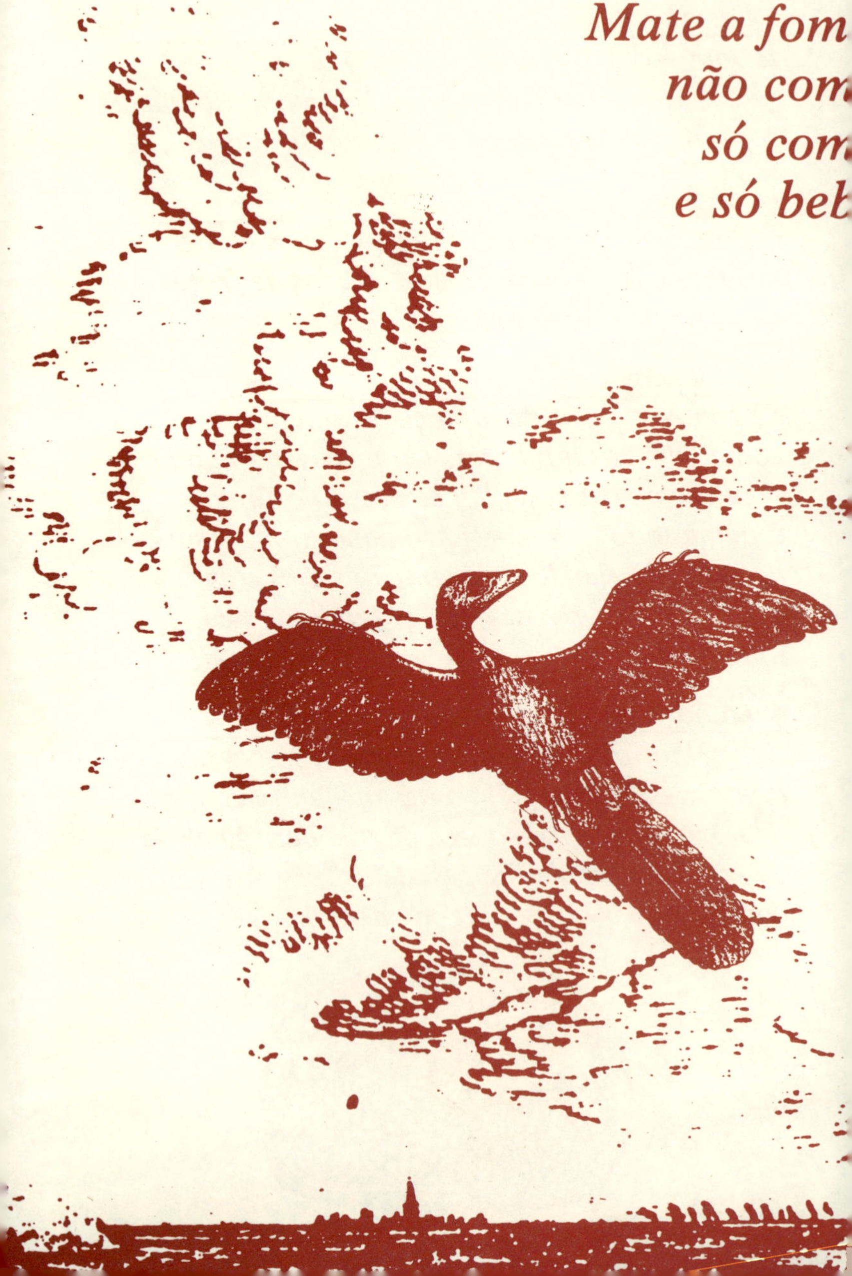

ão mate o estômago
não se sentir bem
uando tiver fome
uando tiver sede

Não tome como promessa, mas limpeza e felicidade andam juntas. Limpeza e espiritualidade também. Todas as religiões antigas têm suas normas alimentares, a Bíblia está cheia de observações sobre o que é puro e o que é impuro. Se você acha que vale a pena melhorar a rotina da comida, criando também bons hábitos diários de respiração, movimento, pensamento e relacionamento com você e com o o mundo, a sua vida pode mudar.

E quando a cabeça se complicar, ou tiver que tomar decisões importantes, ou achar que está sofrendo sem motivo, ou quiser falar com Deus, reduza a um mínimo a sua ração de comida. Faça meditação, movimente-se bastante, trabalhe duro, respire bem, ponha o corpo pra consumir menos e eliminar mais que a cabeça logo clareia.

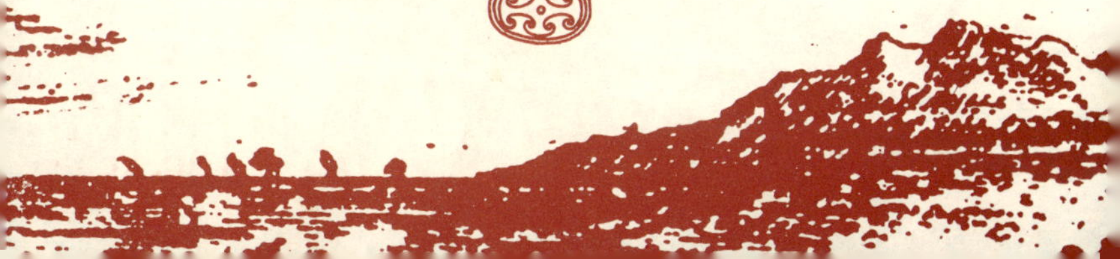

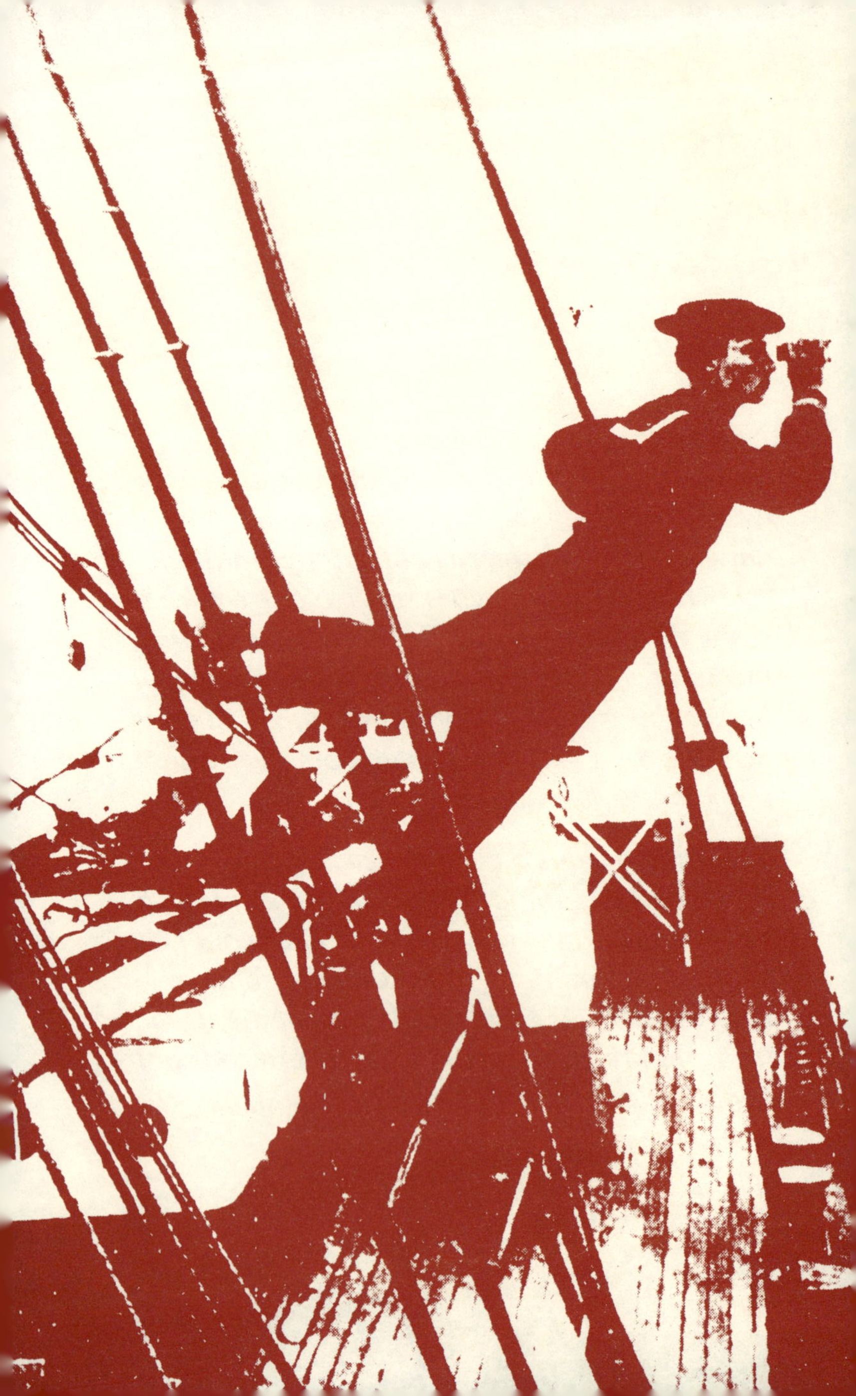

Pare de ler um instante e observe a sua respiração. O que se mexe mais quando você respira: o peito ou a barriga?

Se é a barriga, ótimo! Quer dizer que você está respirando fundo, levando ar novo a todos os minúsculos alvéolos que formam o tecido dos seus pulmões e retirando deles o gás carbônico que precisa ser eliminado.

Mas se é o peito que se mexe, você está respirando só com a parte de cima dos pulmões. A parte de baixo fica lá, estagnada, cheia de ar velho e de resíduos, prontinha para adoecer.

Além disso, é lógico que só entra a metade do oxigênio que deveria entrar. Isso obriga você a respirar em dobro para compensar.

E precisa de oxigênio pra quê? Ora, pra misturar com os carboidratos da comida, por exemplo, e fornecer combustível para as células. Carboidrato sozinho não funciona, oxigênio também não. Mas com uma grande diferença: a falta de 5% de oxigênio no corpo dá enjôo e tontura, a falta de 10% pode fazer você desmaiar e a falta de 30% mata.

O faquir fica 100 dias sem comer, sem respirar ele não fica.

Respirar é ainda mais importante que comer. Tanto assim que a gente respira sem querer. Tente parar pra ver como é difícil — viu?

Pois é: tudo por causa daquela grande mágica da natureza que é o entra-e-sai. Inspira, entra; expira, sai; os dois movimentos têm a mesmíssima importância. Quando não se deixa sair uma coisa, a outra não pode entrar.

Muitas das eliminações do corpo acontecem através da expiração, como por exemplo as toxinas das gorduras superaquecidas que a gente come (leia-se pastel do chinês) ou o cheirinho de alho: não sai nas fezes nem na urina nem na pele, sai no ar.

Agora, que também não é só ar, aí é que está. É energia vital — o prana dos hindus, o ki dos japoneses e chi dos chineses, algo que é tão óbvio para os orientais quanto misterioso no ocidente. A ciência sempre perguntou aos seus botões: Como é que o corpo se relaciona com a mente? Longe, muito longe, os sábios da antigüidade respondiam: Pelo prana, pelo ki.

Respira fundo!, dizemos a nós mesmos quando queremos coragem — e como a respiração galopa ou fica presa quando vem o medo! Pela respiração a gente conhece o sono de alguém — lenta e profunda, a pessoa está calma; ofegante, sem ritmo, algo incomoda. O que a gente faz quando quer passar despercebida? Prende a respiração. Quando aguarda uma resposta importante, também. E assim que a coisa se resolve a gente respira, aliviada. E quando morre de saudades, ou desanima? Suspira — deixa sair ali, expirando, uma coisa que parece estar presa no peito. E quando dá uma boa risada, não é um monte de ar que sai? Rá rá rá rá rá, olha só como a barriga encolhe na gargalhada — ou no choro, que chorar também é deixar sair, e quanto mais profundo o choro mais a gente expira. (Sabia que a composição química das lágrimas muda conforme a razão do choro?)

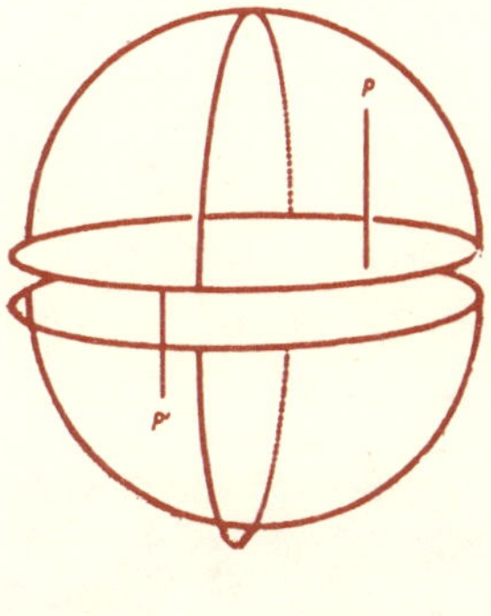

Há três aspectos básicos na respiração: ritmo, profundidade e duração.

A respiração lenta acalma,

deixa a pessoa pacífica e compreensiva, produz clareza de pensamento. Ajuda a desenvolver uma percepção mais ampla de todos os fenômenos, aprofunda o autoconhecimento e a consciência universal. Diminui o ritmo das atividades biológicas e a temperatura tende a baixar.

A respiração rápida excita,

produzindo um estado mental instável. A pessoa muda de emoções bruscamente e tem reações inesperadas de ataque e defesa; torna-se mais subjetiva e egocêntrica, vê mais os detalhes que o todo, fica mesquinha.

A respiração profunda gera harmonia

entre todas as funções do corpo, e com isso há mais satisfação, estabilidade emocional, confiança e capacidade de expressão. Facilita a meditação e o sentimento amoroso.

A respiração superficial gera carência,

já que não supre as necessidades orgânicas de oxigênio, e isso se reflete no estado mental e emocional. A pessoa fica medrosa, volúvel, insegura, ruim de memória e de intuição. A angústia tem muito a ver com isso.

A respiração longa dá poder de concentração

e sintoniza a gente com o ritmo do universo; traz paciência, calma, tolerância, desenvolve uma visão profunda das coisas e a consciência do aqui-agora. A memória e a visão do futuro se tornam mais extensas e claras.

A respiração curta é dispersiva,

traz impaciência, cria um ritmo irregular; a gente muda muito de idéia, tende à intolerância e ao mau humor. Custa a se adaptar aos ambientes, vive sempre em conflito e se apega mais aos detalhes que ao todo.

Donde se conclui, sem muito esforço, que uma respiração longa, lenta e profunda pode criar dentro de cada um de nós um oásis particular de harmonia, paz e saúde. De graça, veja só. Utilizável em qualquer hora e em qualquer lugar, por qualquer pessoa, em qualquer situação. Já pensou no guarda apitando furioso porque você atrapalhou completamente o trânsito e você ali, respirando lenta-longa-profundamente enquanto as coisas se resolvem, sem abalar por um segundo sequer a harmonia do seu ser? Sem deixar a sua integridade, que afinal foi dada por Deus, ser atingida por uma mera contingência do caos urbano?

E na hora de pedir um empréstimo ao banco, então? Ou de dizer ao patrão que ele está errado? Ou de levar o seu projeto ao CNPq? Ou de se candidatar à presidência da associação de moradores do seu bairro? Ou de conquistar aquela pessoa que você quer de qualquer jeito?

**A respiração é sua arma.
Com ela você domina a sua energia vital.**

Segundo os gnósticos, Jesus não morreu na cruz: simplesmente foi reduzindo a respiração, através de poderes extraordinários desenvolvidos a partir de técnicas orientais de meditação, e colocou seu organismo num estado semelhante à morte. A visão católica do fenômeno tirou o poder do homem transferindo-o a Deus; mas na visão dos yogues, dos monges do Himalaia que transmutam matéria em energia e vice-versa com a maior naturalidade, Jesus Cristo foi mesmo um magnífico mestre dos poderes humanos de transformação. Deus estava nele, sim, com toda a grandeza, permitindo todos os milagres — porque ele se submetia à ordem do universo, respeitava suas leis e utilizava seu conhecimento para beneficiar a vida.

Mas isso já é outra história. Voltemos a nós, reles mortais, quase no século 21 da era cristã, que certamente não fazemos muita coisa igual a Jesus mas somos filhos de Deus do mesmo jeito.

Deite confortavelmente de costas

e ponha as duas mãos sobre o ventre, abaixo do umbigo. Respire. Vê como a barriga sobe e desce, enchendo quando você inspira e esvaziando quando expira? Pois é. É a respiração completa, dita abdominal, e o primeiro de todos os exercícios consiste simplesmente em tornar-se consciente dela.

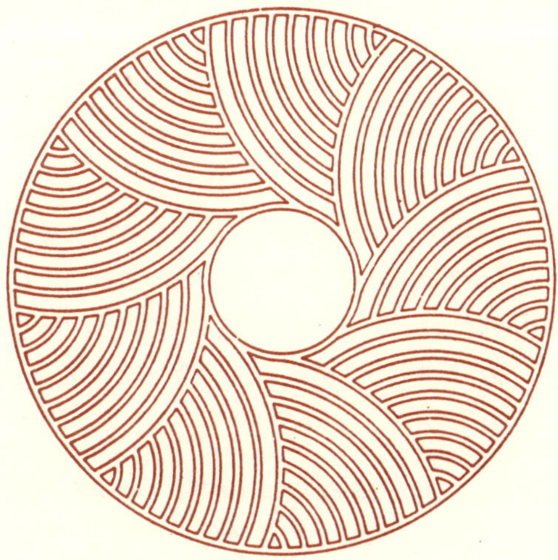

Segundo exercício

Mantendo a posição deitada, acentuar essa respiração. Mover os músculos abdominais de forma a comandar através deles a entrada e a saída do ar. Assim: esvazie completamente os seus pulmões, puxando a barriga pra dentro, depois o peito, depois a parte mais alta do tronco, onde ficam as clavículas. Agora faça o ar entrar de novo lá pro fundo dos pulmões, enchendo primeiro a barriga, depois o peito e em seguida a área das clavículas. É sempre a barriga que comanda. Pratique isso dez vezes na cama, depois fique em pé e repita; sente de pernas cruzadas no chão e repita, ou adote a posição japonesa de sentar sobre as pernas e repita. Caminhe e repita. Procure respirar assim em qualquer posição, em qualquer situação: na fila do bonde, tomando banho, dirigindo o carro, lendo de noite no sofá. Flagre-se respirando assim de repente. Pouco a pouco o movimento vai se tornando espontâneo, resultado de tanto exercitar, e você não esquece mais — como não esquece mais de pôr um pé na frente do outro para andar.

Importante: sempre esvaziando os pulmões como primeiro movimento — o velho sai, o novo entra.

Uma vantagem imediata desse novo hábito é que ele sereniza você. As surpresas não serão mais tão surpreendentes. Quando se tem o costume de respirar só com o peito, qualquer choque faz a a gente prender o ar no peito e contrair a barriga colocando literalmente em pânico todos os nosso órgãos e sistemas. Respirando abdominalmente, na hora do choque a tendência é a gente ficar de pulmões vazios e o impacto é muitíssimo menor. Lembre-se disso quando cortar um dedo: sangra menos. Ou quando der uma canelada na cadeira — continue respirando com a barriga que a dor passa mais rápido. Ou quando estiver na cadeira do dentista com aquele motorzinho irritante vindo na sua direção. Respirar assim é como fazer de conta que nada está acontecendo — quanto mais terrível a coisa, mais você se concentra em respirar. Aí é que começa o seu autocontrole.

Já ouviu falar no hara? É o nosso centro de gravidade, fica quatro dedos abaixo do umbigo, exatamente na região que você fortalece quando respira com a barriga. Taí um bom investimento. Do hara fluem todo o nosso equilíbrio, toda a nossa capacidade de ir ou ficar, toda a nossa calma. Quanto mais a gente energiza essa região pelo movimento e pela concentração mental, mais energia tem no corpo e na mente.

Agora, veja só: a gente respira em média 18.000 vezes por dia. São 18.000 chances de nos fortalecer. É de jogar fora?

Processos importantes do nosso corpo, como as secreções do sistema digestivo, os batimentos cardíacos e o próprio funcionamento dos pulmões, independem da nossa vontade: são regidos pelo sistema nervoso autônomo. Mas quando controlamos a respiração conscientemente, regulando a inspiração e a expiração, passamos a comandar o movimento dos pulmões — e, em conseqüência, os batimentos cardíacos e as secreções digestivas.

Já ouviu falar nos chakras, aqueles centros de energia que temos ao longo do tronco e da cabeça? Pois eles também se nutrem do prana ou ki ou chi que a respiração traz, através de milhares de canaizinhos de energia vital que nos povoam. Mergulhe em bons livros de yoga se quiser se aprofundar no assunto, que é fascinante.

Há muito mais entre uma narina e outra do que supõe nosso nariz. Pra dar um exemplo bobo: as duas narinas raramente funcionam ao mesmo tempo, uma está sempre respirando mais que a outra durante períodos que vão de uma hora e meia a

duas horas. Se entra mais ar pela narina direita ficamos mais ativos e atentos ao mundo exterior. Se entra mais ar pela narina esquerda ficamos mais quietos, mais passivos e voltados para o mundo interior. Pode-se tirar muito partido dessa coisa tão simples. Descansando depois do almoço, digamos, você deita sobre o lado esquerdo;

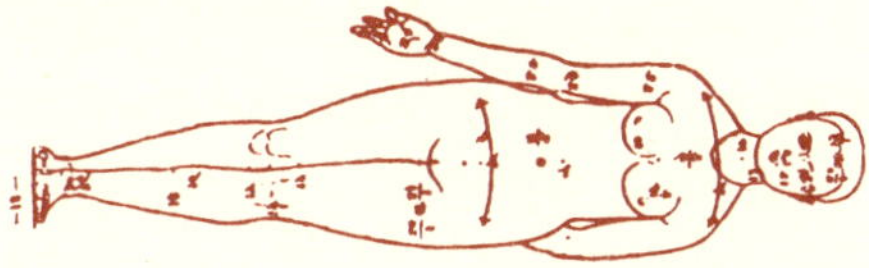

isso faz sua narina direita se abrir e ativa os processos digestivos. Quando vai dormir, deita igualmente sobre o lado esquerdo para

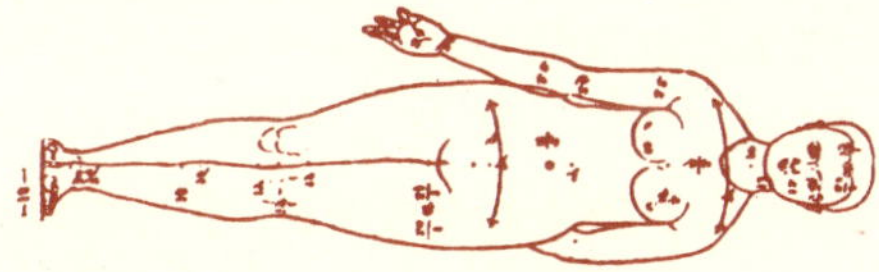

abrir a narina direita e gerar calor no corpo. Mas daí a cinco ou dez minutos vira

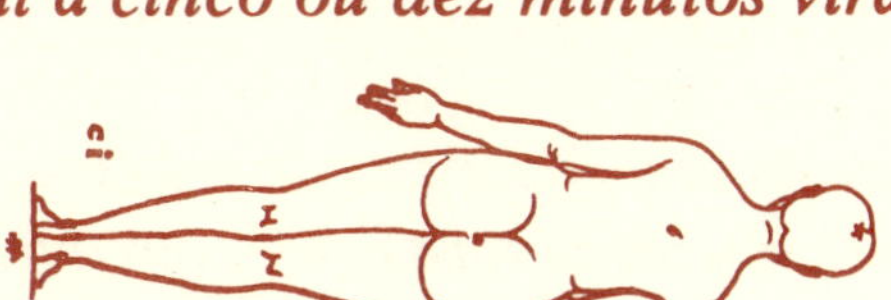

para o lado direito para abrir a narina esquerda. O que acontece? Relaxa, acalma, bem no ponto pra dormir.

Agora, sentiu por que um simples resfriado que entope o seu nariz pode trazer tanto mal-estar? Viva o nariz! Ele filtra, umedece e dirige o fluxo de ar, aquece se for o caso, sente o cheiro, cria muco, descarrega o muco dos sinus, se estiver inchado e cheio de veiazinhas mostra que o coração tá meio ameaçado, se não funcionar bem afeta o sistema nervoso, tem a ver com a sexualidade, o nariz faz tanta coisa que não é de espantar que às vezes se meta onde não é chamado. Detalhe: nenhum outro animal tem essa protuberância nasal.

Mas atualmente nove entre dez pessoas respiram pela boca, principalmente as que foram criadas a pão, açúcar e leite de vaca, porque o nariz está freqüentemente entupido. Não só a boca é completamente incompetente para respirar 18.000 vezes por dia como isso acaba afetando a vida inteira da pessoa. Os dutos nasais se atrofiam, as amígdalas crescem, a parte superior da cabeça recebe menos energia — sobretudo o mesencéfalo, parte central do cérebro — e os dentes de cima tendem a ficar pra fora.
A respiração torna-se muito deficiente, deprimindo os pulmões, gerando estagnação e medo, insegurança e melancolia. E depois ainda querem que Freud explique!

Já se acostumou a respirar com a barriga?

Então experimente os seguintes exercícios — sempre sentando com as costas eretas, seja numa cadeira, no chão com as pernas cruzadas ou sobre elas à moda japonesa, as mãos pousadas sobre os joelhos ou coxas e sem fazer pausa entre os movimentos.

Para acalmar, facilitando a meditação

Esvazie completamente os pulmões, aí inspire contando até cinco. Expire recomeçando a contar e tentando chegar até quinze. Use o tique-taque do relógio como referência se for o caso; conte cada vez mais lentamente, à medida que for praticando. A passagem do ar deve ser tão suave que não mova nem uma peninha diante do seu nariz. Essa respiração harmoniza todas as funções físicas, mentais e espirituais.

Para ativar sua autoconfiança

Esvazie os pulmões e inspire pelo nariz contando até cinco; em seguida expire pela boca entreaberta procurando contar até vinte ou vinte e cinco, produzindo um sonzinho bem suave. Essa respiração prepara você para qualquer situação externa que apareça.

Para deixar sair bloqueios físicos e mentais

Esvazie os pulmões e inspire pela boca ligeiramente aberta contando até cinco, expire também pela boca chegando a vinte ou vinte e cinco. O relaxamento que se segue é demais.

Para acumular energia

Esvazie os pulmões e concentre-se fortemente no hara, aquele ponto que fica quatro dedos abaixo do umbigo. Inspire pelo nariz contando até cinco. Prenda o ar contando também até cinco. Expire pelo nariz contando até dez ou quinze.

Pratique o exercício escolhido durante cinco a quinze minutos, parando quando sentir cansaço, e repousando então pelo menos cinco minutos.

Para dar mais dimensão à sua existência

Feche os olhos, acalme a mente e repare qual das suas narinas está mais aberta. Coloque a mão direita junto ao nariz de modo que o polegar fique pronto a tapar a narina direita e o anular a tapar a narina esquerda. O dedo médio se apóia na palma da mão, o indicador e o mínimo ficam feito duas anteninhas pra captar energia vital. Feche os olhos.

Expire pela narina mais ativa, e inspire também por ela. Tape. Expire pela outra, inspire, tape. Expire pela primeira, inspire, tape. Expire pela segunda, inspire, tape. Faça isso três vezes com cada narina. Aí respire com as duas narinas três vezes e repita a série alternando as narinas; novamente dê um intervalo para respirar três vezes com as duas e repita pela terceira vez a série.

Pronto. Algo mudou em você — o seu lado direito se harmonizou com o seu lado esquerdo, o passivo e o ativo se fundiram num só, você cresceu. Detalhe: essa respiração deve ser o mais silenciosa possível.

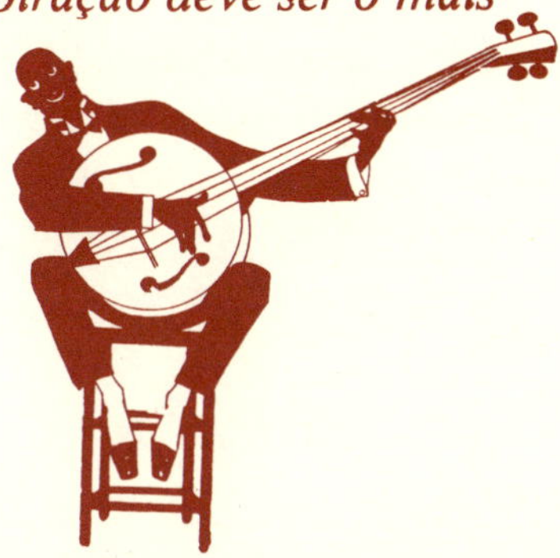

Mas muita gente não precisa fazer exercício respiratório nenhum porque já faz naturalmente, sabia? Pois é: cantando.

Quem canta, seus males espanta. Sério. Mais uma vez a ciência se curva à música popular.

Cantar junta várias coisas. Primeiro, é algo instintivo no ser humano — e, como diz Cecília Conde, famosa operária do canto que já criou o som de uma floresta inteira utilizando somente a própria voz, cantar rompe a solidão.
— A voz te faz companhia, é outro personagem que sai de você e entra pelo seu ouvido. Brincar com a voz é uma coisa fundamental para o ser humano. Explorar todos os sons, soltar as emoções através da voz, improvisar sem lógica,

quer coisa melhor do que dar um grito no meio da rua? Minha avó era uma espanhola bem antiga, e eu me lembro que quando ela ia dormir levava uns quinze minutos gemendo até se acomodar. Estava liberando as tensões, relaxando, buscando a melhor posição. Suspirava, dizia muito Ay Dios, bufava. É uma coisa intuitiva, vem de dentro de você. A cantiga de ninar, por exemplo: você pega um bebê no colo e começa a acalentar, intuitivamente vem o ritmo, vem a melodia que você inventa, ou as cantigas tradicionais, você nem percebe e já está cantando.

— Mas hoje cantamos muito pouco. Usamos palavras carregadas de emoções, mas não o som. No entanto, cantar ajuda mais a gente a dizer o que quer por causa da melodia — ao cantar, sem querer você respira melhor, articula melhor, fala melhor, sente-se mais aliviada. A música é uma forma de comunicação fantástica. Muitas vezes o não-verbal funciona mais que o verbal, traz conteúdos subjetivos que comunicam até mais profundamente do que a letra. Mas a gente hoje tem uma vida sedentária, muito passiva, consumindo tudo o tempo todo, então quase não canta.

Não canta? Não deixa sair!

— Isso é grave para o adulto e muito mais para a criança — porque qualquer criança canta por natureza desde pequena, está brincando e canta, está fazendo comidinha de boneca e canta. Canta pra enfrentar situações novas ou de medo: está dentro do carro, vê chegar aquele buraco escuro que é o túnel, inventa logo uma musiquinha: vou-passar-no-túnel, vou-passar-no-túnel... A A criança sempre liga seus gestos aos sons, imita os sons das coisas, engrossa a voz que nem o bicho-papão, dá gritinhos, criança é toda sonorizada. Mas não está sendo estimulada a cantar. Não participa de rituais de canto com a família porque a família também não canta. E na escola, então, nem se fala. As professoras são mal preparadas, nenhuma tem voz. Quando vão cantar com as crianças usam geralmente o seu tom normal, adulto, que é mais grave, e as crianças com seu timbrezinho agudo não conseguem acompanhar. Quando há piano é desafinado, as professoras são desafinadas, esse problema das escolas é gravíssimo. Antigamente havia aulas de canto orfeônico desde o primário, agora a lei determina apenas uma aula por semana de educação artística, em qualquer linguagem. Um absurdo. Cantar faz parte da educação da criança. Ela precisa muito da manipulação

sonora, da exploração do som ligado às emoções, da pesquisa com a voz, o corpo e os instrumentos sonoros para se desenvolver — porque tudo isso é uma tendência natural nela, que deve ser estimulada e não simplesmente ignorada ou desprezada como é hoje.

Falou, Cecília! Tem que deixar sair. A entrevista, feita em 83, era para uma matéria que o JB não publicou, sai aqui antes tarde do que nunca, colocando essas coisas tão importantes para o universo individual e geral.

Cantar é bobagem? É não senhor! E além do lado instintivo, tem mais: é um grande exercício de respirar. A gente quando canta inspira rapidamente e expira longamente, como nos exercícios lá de trás, gerando com isso uma forte harmonia entre as nossas funções físicas, mentais e espirituais e acumulando confiança em nós mesmos. O ritmo modula nossas emoções, a melodia revela ou modifica nosso estado de espírito.

Tem mais ainda: quando cantamos usamos freqüentemente sons mântricos.

Mântrico vem de mantra, mantra é um som muito primitivo que tem poderes vibratórios especiais. Os mantras vêm da época em que o ser humano não tinha palavras para se expressar. Quando percebia um objeto, a essência vibratória desse objeto passava através dele e ele era capaz de expressar o objeto em som. A articulação da linguagem veio depois, num estágio de maior especialização da raça humana, embora conservasse muito da sonoridade anterior.

Segundo o professor De Rose, grande ativador da yoga no Brasil, mantra é a vocalização de uma letra, sílaba, palavra, frase ou texto, com ou sem notas musicais, que produz um determinado efeito objetivo ou subjetivo. O mantra pode curar, aliviar dores, despertar poderes extra-sensoriais, consumir karma, produzir concentração e meditação, adormecer ou despertar, acalmar ou estimular, alterar funções orgânicas... Há mantras capazes até de matar e desintegrar a matéria, e que são usados pelos mestres em casos extremos de autopreservação. Em todos eles, o efeito é sempre causado pelo ultra-som atuando por trás do som audível.

Hebraico, japonês arcaico, grego, latim, sânscrito e alguns dialetos africanos e árabes são idiomas mui mântricos, cheios de ultra-sons, porque se criaram a partir das raízes sonoras do inconsciente humano primitivo. Não é à toa que as religiões mais

poderosas do nosso tempo utilizam esses idiomas, freqüentemente cantando. A entoação de mantras leva a um estágio elevadíssimo de concentração, facilitando a limpeza dos nossos canais de energia e permitindo uma atuação em níveis mais sutis de existência.

Uma amostrinha? Fique de pé, os pés bem próximos, junte as mãos em frente do peito, os antebraços bem horizontais. Feche os olhos, esvazie os pulmões, inspire profundamente e expire emitindo o mantra OM — demorando metade da expiração no O e metade no M e procurando fazer um som bem redondo e cheio de ressonâncias. Repita várias vezes, acalmando a respiração entre um e outro, observando a ação das vibrações sonoras no peito, no céu da boca e na região do cérebro enquanto canta.

OM é o mantra mais utilizado na yoga; é considerado o som manifesto do universo, o som original, e por isso atua no sentido de ligar você com você mesmo em todas as dimensões do seu ser.

Os japoneses pronunciam AUM e o professor Michio Kushi explica que o som A, pronunciado com a boca bem aberta, representa o universo infinito e faz vibrar a parte inferior do corpo;

o som U, pronunciado com a boca semicerrada, representa a harmonia e vibra na região superior do corpo e inferior da cabeça; o som M, emitido com a boca fechada, representa o infinitesimal e vibra na nossa área mais compacta, o cérebro. Assim, pronunciar AUM é exprimir o universo inteiro, fazendo vibrar nosso corpo e nosso canal espiritual, da parte mais baixa à mais alta, e trazendo para nossas funções físicas, mentais e espirituais uma carga ativa de vibrações e correntes eletromagnéticas.

Você pode entoar os mantras OM e AUM em qualquer lugar ou circunstância, que não têm contra-indicações nem efeitos colaterais indesejáveis. Outro mantra gostoso é SU, que tem o dom de harmonizar a gente com o resto do mundo.

Pode crer: acordar bem cedinho, esvaziar os intestinos, respirar bem, cantar e meditar são coisas que podem dar um encanto especial à vida. Antes que o dia chegue com coisas novas, as velhas terão ficado para trás.

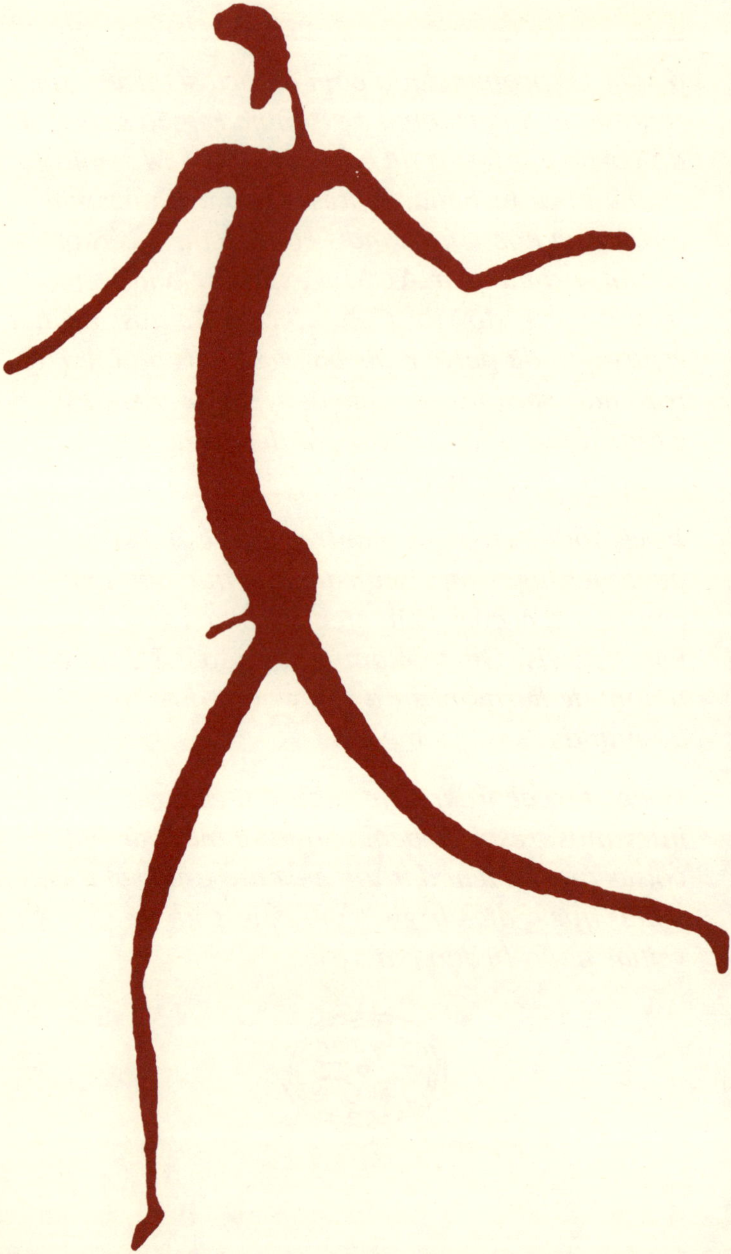

E quando perguntaram a Jesus

onde ficava o Reino, ele respondeu:

O Reino está em toda parte, mas ninguém o vê.

É representado por um movimento e uma pausa.

Bonito, não? Um movimento e uma pausa, eis aí a pulsação do universo, que nem o coração da gente: tum, tum, tum. Segredo da harmonia, processo invariável da continuidade, intimidade do que é eterno. Abrir e fechar, contrair e relaxar, agir e descansar, concentrar e dispersar.
O movimento, pela ativação da energia, absorve e deixa sair; a pausa relaxa, reorganiza e prepara o próximo movimento, e tudo de um jeito tão natural que a gente nem percebe quando passou de um para outro — como não percebe que a Terra gira.

Mexer é o que ordena a vida. Cada enorme ou minúscula coisinha no universo se mexe até encontrar o seu lugar, aí se instala e continua se mexendo porque a natureza quer assim. Até coisas que parecem absolutamente paradas, como as pedras, se mexem. Árvore não sai do lugar, mas se mexe. Água e ar se mexem sem parar. A terra não só se mexe como é constantemente remexida por fora e por dentro. E o fogo, então, que é um movimento só?

Na gente, nada fica parado. O sangue circula levando vida e a linfa também circula, em sentido contrário, catando as substâncias mortas; o cabelo e as unhas crescem, a pele se renova, os órgãos e sistemas trabalham no entra-e-sai, todas as células renascem a cada instante, e a energia não pára de percorrer o corpo para manter a união, o todo.

Supõe-se que a gente deva se mexer também, caso contrário não teríamos membros; não teríamos também tantas academias de ginástica em cada quarteirão, com as pessoas se esfalfando ao som de discoteca para ver se conseguem se livrar dos seus excessos.

Tá certo. O exercício realmente ajuda a deixar sair, e se for vigoroso, produzindo bastante calor, age que nem a febre e queima possíveis agentes perniciosos para o organismo; e depois a pausa relaxa músculos e nervos, libera tensões, desemperra articulações, restaura o sistema nervoso central.

Mas movimento bom mesmo é aquele que a gente faz de um jeito natural, sem forçar, descobrindo o nosso próprio ritmo.

Com uma grande vantagem: é grátis.

É espreguiçar beeem de manhã,

alongando cada pedacinho do corpo, cada musclinho, mexendo tudo de todos os jeitos num movimento total de dentro pra fora — explorando o espaço em todas as direções, procurando alguma parte que não se espreguiçou para que se espreguice, lembrando de como o gato se estica todinho logo que acorda. Primeiro para espantar a preguiça; segundo, pra mobilizar a energia; terceiro, pra relaxar. E se for o caso de uma pessoa tensa, espreguiçar antes de dormir também é ótima forma de chamar o sono.

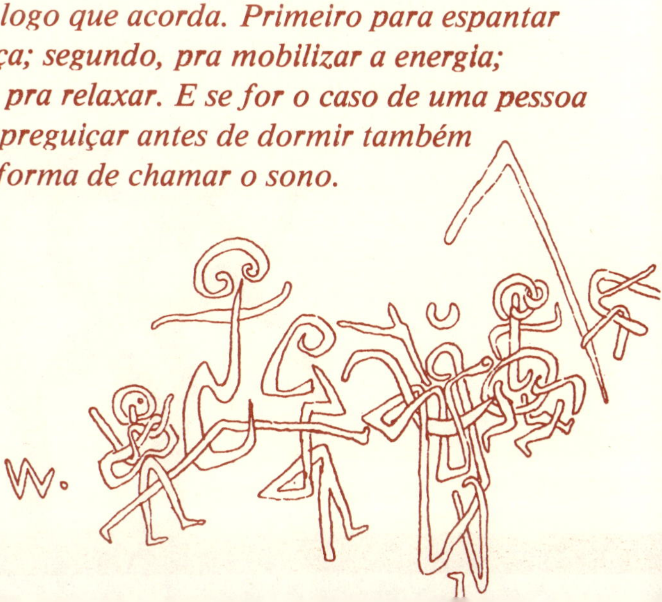

Andar, simplesmente andar, é o melhor exercício.

Uma hora de caminhada por dia, firme e contínua, mantém nossa energia fluindo pelo corpo todo e garante nossas capacidades sexuais, intelectuais, motoras e de autopreservação; é uma manifestação de liberdade e de energia vital. A gente pode andar para o trabalho, para a escola, para as compras, começar a subir as ladeiras que nunca subiu, experimentar novos trajetos, e para isso só precisa realmente de uma coisa: sapatos confortáveis. Andar não cansa, não obriga a esforço nenhum, não exige uniforme de jogging ou tênis caríssimos, nada. E se uma hora lhe parece muito, tente duas caminhadas de meia hora ou três de vinte minutos.

Nadar, que movimento maravilhoso!

Bênção de podermos pertencer também ao mundo das águas — rio, lagoa, mar, nada mais perfeito para a gente se movimentar. Estar dentro da água

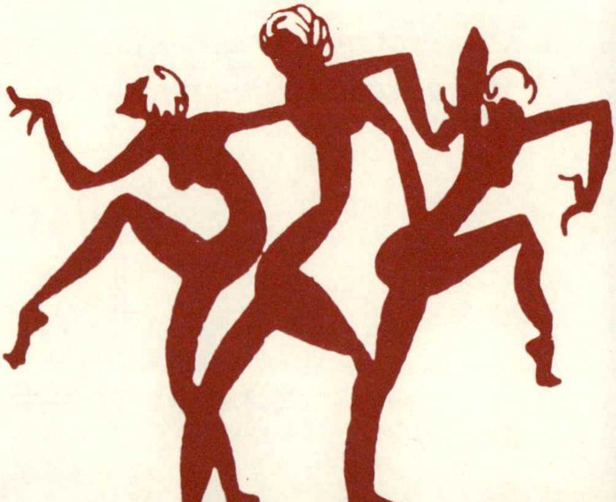

relaxa naturalmente, alegra, dá leveza, e ninguém precisa ser grande nadador para aproveitar um banho. Tem a ver com a origem da nossa vidinha animal, que é marinha, e com o estado de espírito de um bebê saudável quando está na banheira — já viu alegria e espalhafato maior?

Ah, sim, vale também o banho de chuveiro. Aquela ducha gostosa batendo no corpo e a gente se esfregando de bucha, massageando tudo pra ativar a circulação e limpar a pele, friccionando depois com uma toalha úmida até virar pele-vermelha: grande exercício sem sair de casa! Depois da ducha quente, um jato bem frio: ativa a circulação do sangue, dá o maior vigor. Não chega? Então experimente alternar um minuto de ducha quente com um minuto de ducha fria, repetindo sete vezes, pra ver o que acontece. É do tipo levanta-defunto, ótimo para quem dormiu pouco.

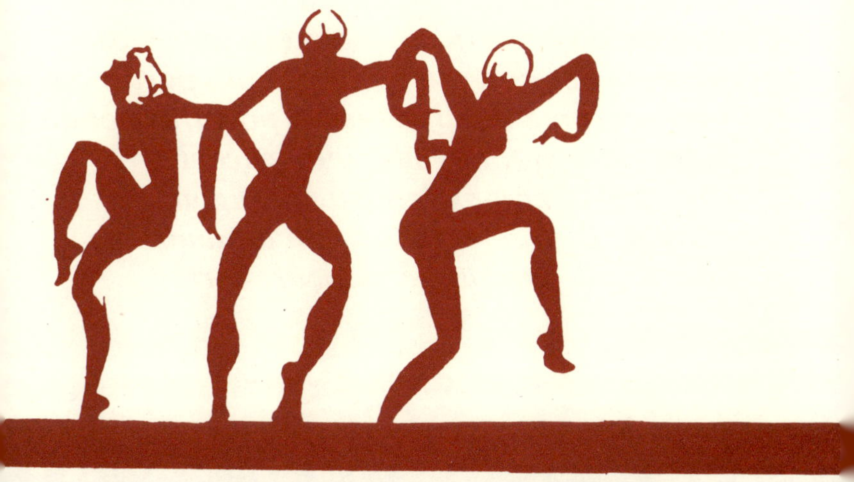

Andar de bicicleta, jogar bola, pular corda, saltitar feito borboleta no jardim, tudo isso é prazer de se mexer.

Dançar, então, nem se fala!

— Não acredito num Deus que não saiba dançar!, disse Nietzsche pela boca de Zaratustra. Shiva, aquela divindade hindu representada por um corpo com seis braços, dançou ao entrar em samadhi, o estágio mais alto da consciência humana. A umbanda, o candomblé, os judeus ortodoxos e muitas outras religiões têm isso em comum no ritual — dançam, e pela dança entram em transe. Dançar, como cantar, é completamente instintivo; é dançando que a maior parte da humanidade celebra suas festas, guerras e mortes, o corpo em movimento no espaço, sendo em si mesmo uma linguagem cheia de significados.

Mas o ser urbano carrega o que Wilhelm Reich chamou de armadura corporal — construída a partir de bloqueios internos, emocionais, que vão endurecendo partes do nosso corpo e modificando a postura, pondo rugas no rosto, introduzindo cacoetes e mudando completamente a linguagem gestual. Esse ser urbano tem a maior dificuldade em saltar, dançar, correr,

liberar o corpo espontaneamente; precisa ser estimulado.

E não é uma academia de ginástica ou jazz, atuando de fora pra dentro, que vai resolver o problema. Tem que ser um processo de dentro pra fora, um processo de redescobrir seu corpo, conhecer sua capacidade e suas limitações, identificar os vícios de postura e abrir-se para novas possibilidades. Sem medo, que o medo paralisa.

Como? Do-in é uma idéia.

Simples, fácil, a gente faz sem precisar sair de casa. A aventura começa nas próprias mãos, que vão massageando cada pedacinho do corpo para familiarizar-se com ele, sentir onde estão os bloqueios de energia e trabalhar neles até que se desfaçam. Bastam 15 a 30 minutos por dia, que a gente nem sente passar, e os resultados começam a surgir logo na primeira semana. Livro recomendado: Automassagem Oriental, de Jacques de Langre, Editora Ground, com um Mapa dos Meridianos também da Ground.
E havendo tempo para fazer cursos, as aulas do mestre Juracy Cançado dão outra dimensão ao do-in. Informações: Rua Siqueira Campos 143, sala 55, telefone (021) 236-7398, Rio de Janeiro.

Palavras de Juracy: O corpo é a casa do espírito; do-in significa o caminho de dentro, o caminho de casa. Limpar o caminho permite que a energia corra mais livremente, tornando o interior mais confortável. Nossa disposição é muito afetada pelo funcionamento dos nossos órgãos; esses órgãos são comandados pela energia que corre através de canais invisíveis chamados meridianos. Quando a energia estagna em algum ponto, ele dói. Isso é sinal não só de que estamos acumulando tensão ali como também de que o órgão correspondente está funcionando mal. A automassagem vem devolver a harmonia ao fluxo energético, beneficiando assim o organismo todo.

A consciência que os orientais têm quanto à à energia que nos percorre incessantemente é muito antiga. Graças a ela se desenvolveu a acupuntura, que faz com agulhas e em profundidade o que o do-in faz com os dedos na superfície. Mas não só com agulhas e dedos se estimula ou se relaxa a ação dos meridianos. O tai-chi-chuan, a yoga, o chi-kun, a oki yoga e outras práticas orientais menos difundidas parecem uma dança lenta e dão uma revitalizada geral.

O tai-chi-chuan é fascinante.

Uma seqüência de movimentos suaves, que não exigem esforço algum além da consciência dos próprios movimentos, consegue mexer com absolutamente todas as articulações e todos os músculos do corpo. E na verdade é uma forma de meditação em movimento, embora seja também uma base sólida para qualquer arte marcial.
A gente fica leve e ágil, com gestos suaves, tranqüilos, bem coordenados. O hara, nosso centro de gravidade, ganha novas forças e dá uma grande estabilidade ao corpo. O sistema nervoso relaxa, a mente se pacifica, a cabeça clareia muito. Mágica? Não: entra-e-sai. Respira, mexe, respira, mexe.

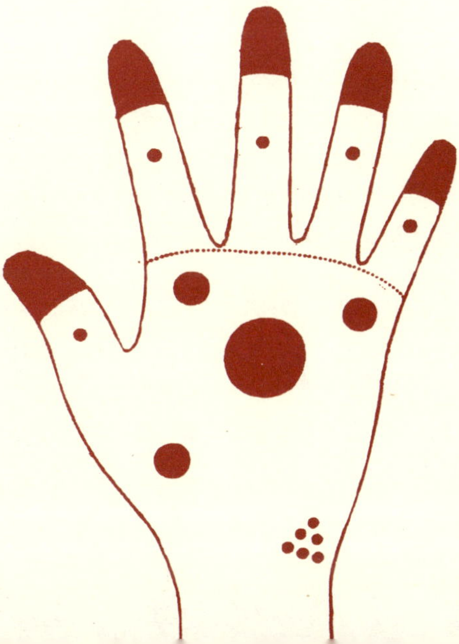

A yoga é respira-mexe-pára, respira-mexe-pára, outra prática fascinante, também meditação em movimento. Só que um movimento, digamos, mais parado. Sua base são determinadas posturas em que a gente permanece durante um certo tempo, ou bem com os pulmões cheios de ar, ou bem com os pulmões vazios, sem nunca forçar nada. A yoga relaxa, melhora a circulação, a respiração e a digestão, endireita a coluna, fortalece os músculos e nervos e deixa a gente mais esperta. Sério. A gente começa a entender coisas que nunca imaginou antes que entenderia, inclusive umas palavrinhas em sânscrito. De todas as práticas orientais de bem-estar corporal, a yoga é a mais acessível no Brasil. Divide-se em várias linhas, mas todas elas têm pontos em comum e dão especial atenção à coluna.

A coluna é nossa base, nosso eixo. Ela sustenta o corpo, permite os movimentos através de suas articulações e dos músculos que a revestem e ainda protege uma parte vital do sistema nervoso que é a medula espinhal.

É formada por 24 vértebras e 2 ossos, o sacro e o cóccix, feitos de vértebras que se juntaram quando o ser humano se firmou na posição vertical. Posturas erradas e movimentos sem harmonia começam a deslocar uma ou mais vértebras de sua posição original, lentamente, meio milímetro de cada vez, e quando a gente percebe está de coluna torta. Isso acaba gerando problemas internos e dificuldades funcionais, uma vez que a coluna se relaciona com todos os órgãos e sistemas do corpo.

Outra coisa: o fígado comanda os músculos, a vesícula rege as articulações. Muitas vezes um problema de coluna começa a ser curado com uma boa dieta.

A espiritualidade também tem muito a ver com a coluna. Na verdade, ela é a parte material do canal espiritual. Já reparou como em todas as religiões as posturas são de coluna ereta? Quando a gente fica de costas curvas e cabeça afundada nos ombros, como se estivesse carregando o peso do mundo, acaba achando que nada vai dar certo; que viver é difícil, que não vai conseguir enfrentar os obstáculos e vencer. Mas quando endireita a coluna, erguendo a cabeça e abrindo os ombros, olha só a diferença — é uma postura toda pra cima, forte, confiante, animada pra enfrentar qualquer pedra do caminho. A coluna torta acumula tensões para o corpo todo, a coluna ereta dá passagem à energia.

Outro movimento importantíssimo é o abdominal. Dentro da barriga é que ocorre a maior parte dos bloqueios, geralmente por matéria e energia que a gente não deixa sair. Aí, massagear a barriga é uma boa forma de ativar o equilíbrio interno, produzindo um efeito liberador, tonificante e relaxante ao mesmo tempo.

Deite de costas, regularize a respiração, repouse um minuto. Aí esfregue as mãos uma na outra para ativar a energia. Elas vão ser seu instrumento, assim — junte os dedos pela parte de fora, ao contrário de palma com palma, de modo que as pontas dos dedos fiquem voltadas para você. É com essas pontas das duas mãos juntas que você vai pressionar todo o seu ventre. Mas só quando expirar o ar. Inspira, pára; expira, pressiona. Tá?

Então expire e comece pressionando a parte mole que fica logo abaixo do osso central do peito. Inspire, desça os dedos um pouquinho, para o lado esquerdo, acompanhando as costelas, expire e pressione; repita isso até chegar lá do lado, na cintura. Volte ao ponto central e faça a mesma coisa para o lado direito. Repita essa série três vezes.

Agora recomece do ponto central, mas em vez de parar na cintura continue expirando e pressionando, de modo a percorrer um círculo na barriga, sempre beirando os ossos. De volta ao ponto central, desloque as mãos um centímetro mais pra dentro e continue.

É uma massagem em espiral que começa grandona e termina pequenininha em volta do umbigo, e as três vezes para cada lado que você fez lá em cima foram só para relaxar bem os músculos da região abdominal e você não ficar depois com náuseas e mau humor.

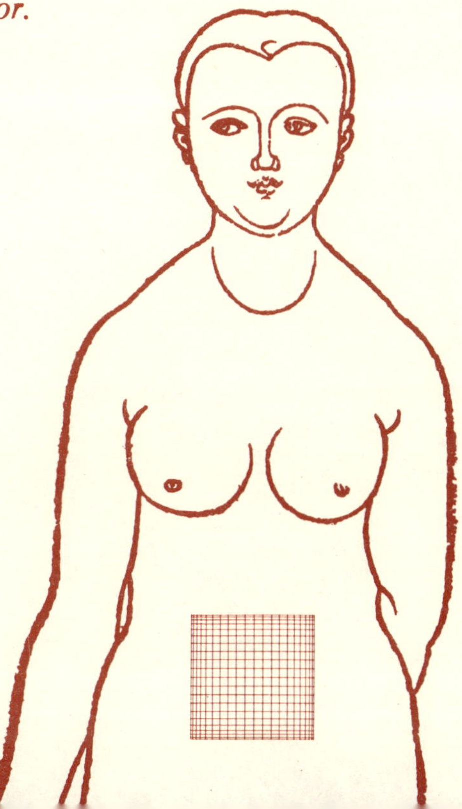

E tem um outro movimento, precioso, maravilhoso, que a gente pode fazer o tempo todo pra se melhorar e melhorar o mundo: sorrir.

Sorrir relaxa os músculos da face e mais todo o resto do resto do resto que alguém possa imaginar. Um leve sorriso já muda tudo, já é um começo de amor e boa vontade, já é desarmar o espírito da couraça de medos que faz a gente ficar na defensiva. Você tá lá, de cenho franzido, chafurdando na lama das preocupações, de repente pára e sorri. O cenho desfranze, o peso derrete, a cabeça desanuvia, a lama some.

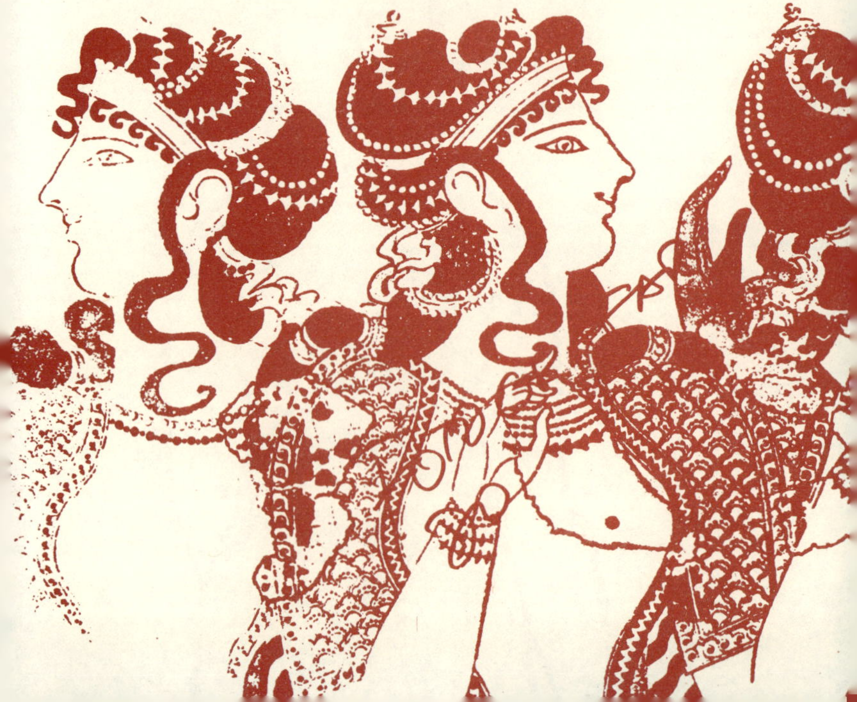

Nem é preciso muita filosofia. Sorria. Satisfação garantida ou seu sorriso de volta.

Gostou?

Então, que tal botar o corpo todo pra sorrir?

Deite confortavelmente de costas e relaxe. Relaxe tudo, desde os dedinhos dos pés até as pontinhas dos cabelos. Vá percorrendo mentalmente cada parte do seu corpo e soltando nervos, músculos, articulações, deixando tudo afrouxar, fundir-se à base onde você repousa. Solte bem os pés, as pernas, as virilhas, relaxe o ânus, o ventre, a coluna, afrouxe os ombros, o pescoço, as orelhas, o couro cabeludo, os músculos do rosto, os olhos, tudo. Deixe as pálpebras ficarem muito pesadas e mergulhe num repouso profundo de dez minutos, sem precisar de relógio nem nada, que o cronômetro da cabeça avisa. Esqueça do mundo.

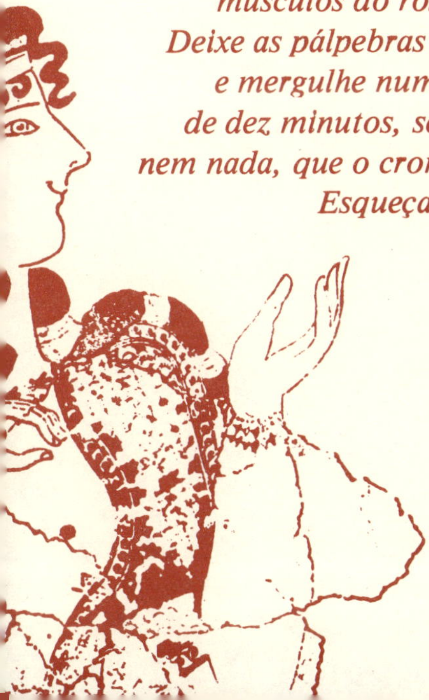

E quando voltar, espreguice com gosto antes de levantar. Foi bom?

A alimentação, a respiração e o movimento são atividades que não nos diferenciam em nada dos outros animais; o pensamento é que faz a grande diferença. Não que os animais não tenham lá os seus processos mentais. Afinal eles aprendem, esquecem, disfarçam, e quanto mais domesticados, mais capazes são de fazer mil gracinhas para se mostrarem inteligentes. Mas pensar, aquela coisa que a gente pára e diz "estou pensando", isso eles não fazem não.

Pensar é um estágio sofisticadíssimo de articulação mental. Envolve o conhecimento e a suposição, a coisa experienciada e o completo desconhecido, o real e a imaginação. Pensa-se a partir de fatos concretos e de conceitos abstratos; quem pensa, tanto pode pensar em quantos paus fazem uma canoa quanto na relatividade relativa; e quanto mais palavras usar, mais diferenciado será o pensamento.

Palavra, fenômeno interessante. Muito antigamente, quando ela não existia, certamente fazia falta e por isso o ser humano começou a utilizar sons para exprimir as vibrações que captava por aí. Com o tempo ele foi articulando e organizando esses sons. Começava a era da comunicação. Um troglodita chegava pro outro e dizia: Ali tem perigo. O outro não sabia se o perigo era um buraco, uma fogueira, uma fera faminta, um formigueiro em pé de guerra ou um ninho de cascavéis; tomava conhecimento e pronto. Mais modernamente, o quinquaneto do troglodita chegava pro outro e dizia: Ali tem perigo. Ao que o outro respondia: É? Que perigo? Pronto, já entabulavam uma conversa — aquela coisa que a gente pensa e fala, pensa e fala, às vezes fala sem pensar e às vezes fala até o que não pensa, mas já é algo mais elaborado. Algo que reproduz a realidade nas articulações verbais, e este é o grande privilégio da palavra — ela faz uma abstração e uma generalização da realidade.

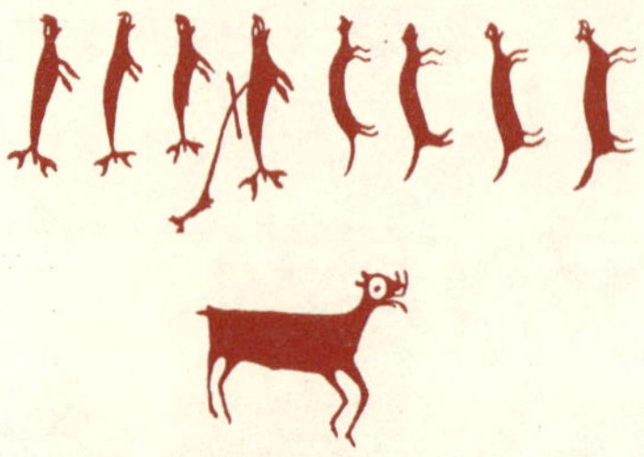

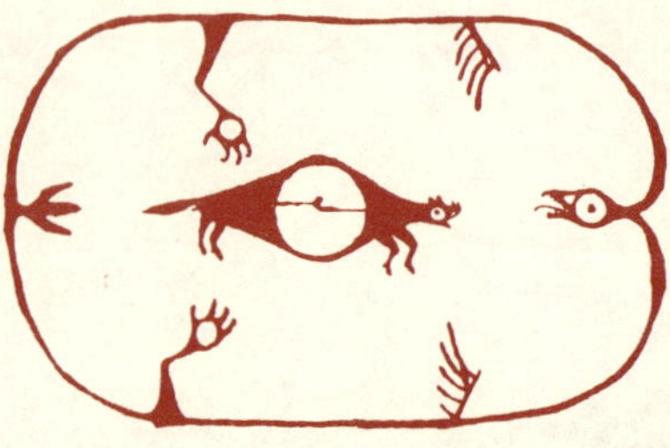

Não é a realidade mas vale como se fosse. É um código, um sinal, um acendedor da memória e um simplificador do conhecimento.

Portanto, quando você diz uma palavra, está querendo se referir ao que ela legitimamente significa. Se diz cachorro, está se referindo ao animal de quatro patas que se for macho faz xixi no poste. Se disser árvore, vai estar falando da forma de existência vegetal que nos dá folhas, flores, frutos e sementes em cima de um tronco. Agora, e quando diz pão? Está se referindo àquele alimento sagrado de Jesus ou a essa coisa moderna, molenga e cheia de aditivos químicos que vendem no supermercado com o nome de pão?

E quando diz saúde, está falando de uma estável ausência de doenças ou daquele seguro que o banco faz para as pessoas poderem ficar doentes numa boa? Doença é um bom negócio? E Saúde Bradesco? E Saúde Sem Limite? E Itauvida, etc., etc.?

74470 62806 12

Sanduíche natural é natural mesmo, de pão de trigo moído com recheio de alface, cenoura e feijão, ou é pão de fôrma com atum de lata e maionese?

Iogurte industrializado pode ser natural?

Cream cracker integral é integralmente feito de trigo integral?

E no supermercado em que "importante é você" você é importante por quê?

A propaganda hoje é tão sem-vergonha que se apropria das palavras mais caras ao ser humano — ligadas a nascimento, morte, família, sexo, amor, criança, saúde, natureza — para convencê-lo a comprar mais, gastar mais, ficar mais dependente do sistema de consumo. Qualquer produto comercial de alto faturamento gasta dez vezes mais com embalagem e cem vezes mais com propaganda do que com o produto em si. E a gente vai ouvindo e vendo, se deixa levar sem perceber, quando dá por si já está usando a marca tal, vendo o filme X, fumando Q, cheirando K, freqüentando Z, bebendo P, querendo o carro H, se comparando com A e C.

É o pensamento aprisionado.

E não adianta fazer discurso contra essa. bandalheira cultural, porque o discurso apenas confirma a bandalheira.

Mais uma vez, a revolução é pessoal: você muda e o mundo muda pra você.

Muda como? Libertando o pensamento — soltando as amarras, redescobrindo as palavras, flexionando o seu pensar pra cá, pra lá e pracolá sem medo, sem barreiras, sem gavetas de fundo falso cheias de pensamentos ocultos. Mantendo o pensamento nutritivo como a sua comida, limpo como seus intestinos, ereto como sua coluna e renovado como o ar de seus pulmões. Deixando sair fluentemente o que você pensa, mesmo que a princípio seja só com seus botões.

Libertar o pensamento não é fácil, porque afinal estamos muito condicionados a pensar de uma determinada maneira e a sociedade moderna parece encontrar um prazer especial em estagnar conceitos e preconceitos: quem entende de saúde é médico, na universidade é que se aprende, o que não é científico não tem valor, sem o dinheiro não se faz nada, o governo é que devia ver isso, o patrão não gosta, isso não fica bem, o padre diz que é pecado. Mas também não é um bicho-de-sete-cabeças.

Se você acha que é, experimente fazer o seguinte: sente numa cadeira ou no chão, as costas eretas, as mãos repousando no colo (a esquerda sobre a palma da direita, ou ao contrário se você forma entre os canhotos), os polegares se tocando.

Feche os olhos, comece a respirar lenta, longa e profundamente com a barriga e tente visualizar ou mentalizar um bicho de sete cabeças.

Se conseguir, corte primeiro uma cabeça, depois outra, depois outra e assim por diante até o monstrinho ficar acéfalo e se transformar num pontinho de luz, certo?

Ou comece logo mentalizando o pontinho de luz, tentando enxergá-lo no meio das sombras e traços luminosos que você vê quando fecha os olhos. Dirija seu olhar interno para uma altura próxima ao centro de sua testa, onde fica o seu terceiro olho, que é o olho que tudo vê. Mantenha a respiração lenta, longa e profunda, e firme o objetivo de visualizar o ponto de luz. Não agarre os pensamentos que passam pela sua cabeça, não deixe nada distrair você, concentre-se somente no ponto de luz que vai surgir. Se desviar a mente por um instante, retome o fio da meada observando a respiração e volte a concentrar-se no ponto de luz.

Isso é uma forma de meditação.

Meditação é um jejum mental, uma limpeza, um silêncio do pensamento.

Com o tempo e a prática você vai conseguir visualizar qualquer coisa que deseje, até mesmo o bicho de sete cabeças ou o ponto de luz; mas o simples fato de concentrar sua mente no vazio e interromper por alguns minutos o seu diálogo interno já modifica completamente a sua relação com a vida.

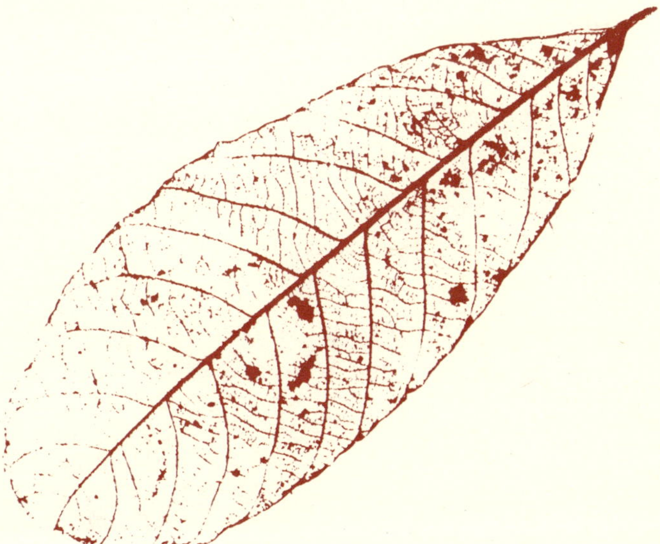

A meditação é como um relaxamento, só que mil vezes mais intensa. Ela relaxa as articulações profundas de uma forma tal que nenhuma outra técnica consegue. A mente, que não pára nem quando se dorme, descansa totalmente durante a meditação. Isso permite que todo o sistema mental e nervoso se renove, de um modo tão objetivo que você vai ter respostas muito mais serenas para qualquer problema depois que meditar. Não porque meditou sobre eles, ou neles, mas porque deu novas energias ao seu próprio eu.

Procure meditar num lugar tranqüilo, onde ninguém venha interromper. Se houver ruídos, feche os olhos e concentre-se completamente no entra-e-sai da sua respiração, e pouco a pouco essa concentração formará um filtro e você não ouvirá mais os ruídos. Pode também entoar mantras como forma de se concentrar.

Quando for mergulhando nesse momento de profundo bem-estar você pode beneficiar também outras pessoas. Por exemplo, imagine que começa a emanar de dentro de você uma intensa luminosidade azul que vai

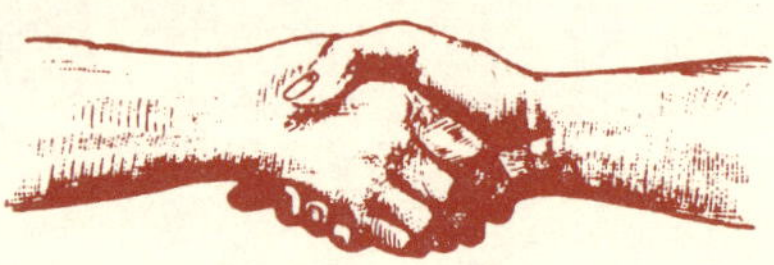

se espalhando por todo o ambiente e que envolverá todas as pessoas que passarem por ali. Veja então essa mesma luz entrando na casa dos seus pais, irmãos, filhos, amigos; ela os envolve numa aura de paz, saúde e harmonia. Vibre assim intensamente por seus vizinhos, seus colegas de trabalho, sua comunidade. Então relaxe. Esvazie a mente e permaneça assim.

Meditação transcendental, Raja yoga, meditação Zen, meditação dinâmica Rajneesh, Self Realization: são muitas as técnicas que se pode usar para chegar ao mesmo objetivo. O tai-chi-chuan e a yoga são técnicas de meditação. Ela não precisa ser estática para acontecer; certos exercícios aeróbicos intensos, como a corrida e a natação de longa distância, também esvaziam a mente das preocupações e intenções e produzem um estado de meditação dinâmica. Dançar pode levar ao mesmo estado, cantar também. E da mesma forma os trabalhos manuais que exigem concentração intensa.

O professor Michio Kushi ensina algumas técnicas ótimas de meditação. Duas são básicas: meditação yang e meditação yin.

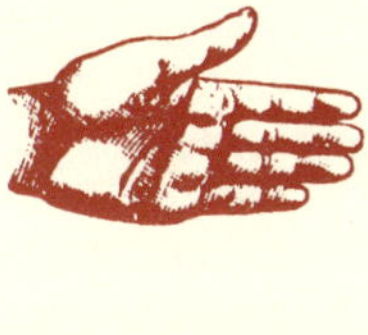

A meditação yang

é toda voltada para o hara, aquele famoso centro de energia que fica quatro dedos abaixo do umbigo e que é muito concentrado, muito yang. Ele representa o centro da terra. Se você tem preocupações profundas, a meditação yang traz confiança e estabilidade; ativa o metabolismo e a temperatura sobe; se for praticada com muito empenho, os poderes físicos aumentam.

Sente na posição japonesa, sobre as pernas, os joelhos separados pela distância da sua mão fechada. Coluna ereta, mãos no colo com os polegares se tocando, a esquerda sobre a palma da direita ou o contrário se você for canhoto. Boca e olhos fechados, o olhar interno na direção do hara.

Inspire lentamente. Prenda o ar contando até cinco e expire mais lentamente ainda, sempre com a barriga comandando o movimento. Repita durante dois minutos e volte aos poucos à respiração normal.

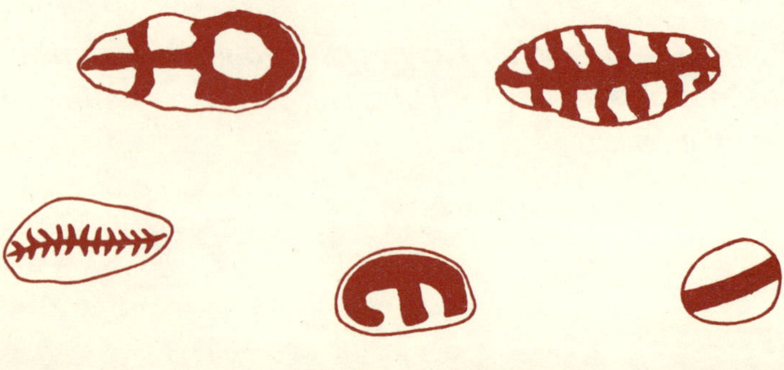

A meditação yin

é toda voltada para o mesencéfalo, que fica no meio do cérebro e é o outro centro de energia que a gente tem — energia yin, expansiva, que representa o infinito. Se você estiver sob tensão, extrema inquietação ou com excesso de energia, essa meditação acalma e organiza você; reduz o metabolismo e esfria o corpo; se for levada ao extremo, a consciência se separa do corpo e começa a fazer viagens astrais.

Sente à moda japonesa, ou de pernas cruzadas no chão, ou numa cadeira, sempre com a coluna ereta. Relaxe bem o corpo, deixando a boca ligeiramente aberta. Olhos fechados, o olhar interno focando o centro da testa na altura do terceiro olho, cabeça ligeiramente levantada.

Inspire pela boca, longa e lentamente, puxando o ar para cima como se ele fosse fazer seu corpo levantar do chão. Expire suavemente e recomece. Depois de respirar assim por dois ou três minutos, volte à respiração normal.

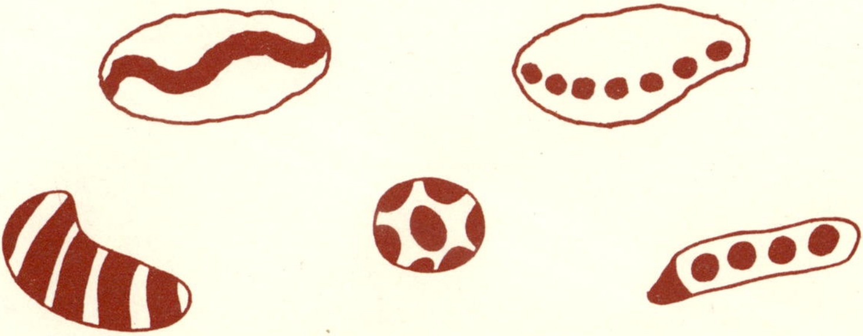

A meditação yang reproduz a condição do nascimento, onde a ênfase é a expiração, o choro do bebê; a meditação yin, onde a ênfase está na inspiração, reproduz o último suspiro, a morte. Calma, não se assuste! Morrer um pouco pode ser tão bom quanto nascer de novo. Às vezes a pessoa está meio viva demais da conta, com a energia incomodando, os limites sendo excedidos, e aí não há nada como uma mortezinha pra regular as coisas. E assim como a vida e a morte são os dois lados da mesma moeda, os dois tipos de meditação se completam e um deles sempre serve pra ajudar a sair de uma situação difícil.

Para uso diário,

mergulhar na meditação sem pretender visualizar nada, simplesmente procurando deixar que a mente se esvazie por si, é uma boa. De olhos fechados ou abertos, tanto faz, desde que se fixem em algum ponto.

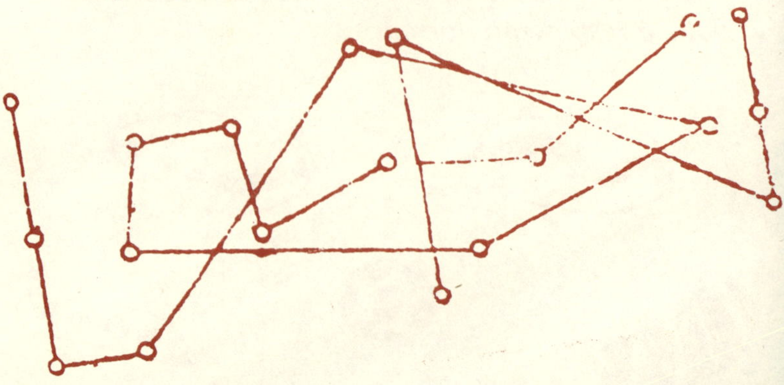

E com essa nova perspectiva você pode partir para reformular seus pensamentos, sacudir os seus conceitos, varrer os corredores do cérebro e jogar fora muita coisa que incomoda. Por exemplo as frases:

Eu não consigo

Não levo jeito pra essas coisas

Acho que é muito difícil

A gente não muda depois de certa idade

Pra que mudar se estou tão bem assim

Não faz meu gênero

É só mais um modismo

. . . .

. . . .

. . . .

. . . .

Cada vez que você diz que não consegue uma coisa, o seu hipotálamo acredita e aí é que você não consegue mesmo. O hipotálamo é o departamento do cérebro encarregado de comandar as ações e as reações. É através dele, e principalmente das palavras que dirige a ele, que você pode se sugestionar ou sugestionar alguém. Então, digamos que você se concentre fortemente, pegue uma agulha e espete no braço enquanto repete lá pra dentro Eu não estou sentindo nada — não vai sentir mesmo. Ou então, vamos supor que você mentalize um ferro em brasa encostando no seu braço — vai aparecer uma bolha no lugar que você mentalizou, sem nem precisar pensar a respeito, porque esta é uma reação normal de defesa do organismo à queimadura.

A hipnose funciona assim. E tudo por causa do hipotálamo, esse inocente. Que sem a interferência da consciência crítica não diferencia a realidade da representação da realidade, ou seja, a palavra.

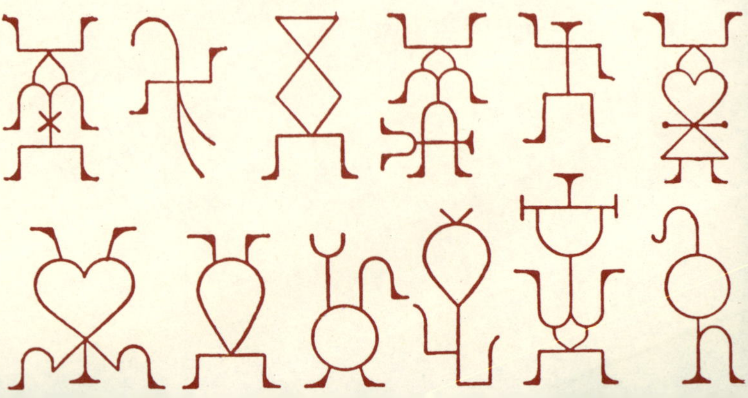

Se você sem mais nem menos começa a pensar ou dizer que está com medo, seu organismo vai produzir todas as reações de medo possíveis — um cheiro forte, o coração disparando, os intestinos mexendo. Mas se você pensa e diz calma, bem-estar, tranqüilidade, confiança, todo o seu ser começa a flutuar nesse astral. Por isso é que rezar faz bem.

E quando você lembra de sorrir, então? Basta lembrar de sorrir que o hipotálamo logo relaxa e sorri também, feliz e satisfeito. Aliás, maiores informações sobre meditação e o leve sorriso no maravilhoso livrinho Para Viver Em Paz / O Milagre da Mente Alerta, do monge vietnamita Thich Nhât Hanh, tradução e prefácio da também maravilhosa Odette Lara, edição Vozes.

Libertar o pensamento

é o começo do autocontrole em coisas que às vezes podem ser muito difíceis, como, por exemplo, abandonar certos vícios. Um: o cigarro. A gente

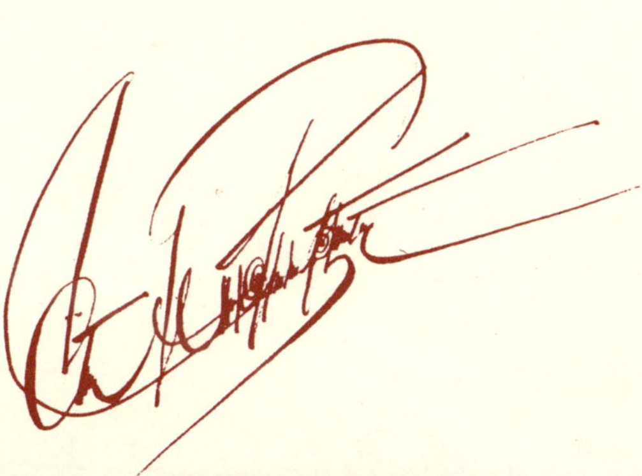

sabe que faz mal, é uma coisa altamente industrializada, polui por dentro e por fora, custa caro, depois de um certo número de cigarros o gosto fica ruim e a gente nem tem mais vontade de fumar — mas, que jeito, quando vê já acendeu mais um. É algo que fica passando por fora do controle e da vontade, submetendo a gente como se fosse uma força superior. Aí a gente quer parar e não consegue. Mas não pára porque não consegue ou não consegue porque não pára?

O tecido dos pulmões é constituído por 300 milhões de bolsinhas chamadas alvéolos, cujas paredes finíssimas se rompem quando são irritadas pela fumaça do cigarro. Vários alvéolos rompidos já abrem um buraco no pulmão. É o tal de enfisema pulmonar se desenvolvendo quietinho através dos anos. Todos os fumantes, todos mesmo, têm enfisema em maior ou menor grau. Muitos não se dão conta, mas o sintoma mais claro disso é que ficam sem fôlego após qualquer exercício mais puxado.

	H	F	⌂	⚑	⛺	⛲
Alt St. Johann/Wildhaus	910	2985	6	10	I	
Amden	800	2625	12	15	I	
	783	2569	18	25		
Appenzell	[illegible]	[illegible]	10		I	I

E com essa nova perspectiva você pode partir para reformular seus pensamentos, sacudir os seus conceitos, varrer os corredores do cérebro e jogar fora muita coisa que incomoda. Por exemplo as frases:

Eu não consigo

Não levo jeito pra essas coisas

Acho que é muito difícil

A gente não muda depois de certa idade

Pra que mudar se estou tão bem assim

Não faz meu gênero

É só mais um modismo

. . . .

. . . .

. . . .

. . . .

Cada vez que você diz que não consegue uma coisa, o seu hipotálamo acredita e aí é que você não consegue mesmo. O hipotálamo é o departamento do cérebro encarregado de comandar as ações e as reações. É através dele, e principalmente das palavras que dirige a ele, que você pode se sugestionar ou sugestionar alguém. Então, digamos que você se concentre fortemente, pegue uma agulha e espete no braço enquanto repete lá pra dentro Eu não estou sentindo nada — não vai sentir mesmo. Ou então, vamos supor que você mentalize um ferro em brasa encostando no seu braço — vai aparecer uma bolha no lugar que você mentalizou, sem nem precisar pensar a respeito, porque esta é uma reação normal de defesa do organismo à queimadura.

A hipnose funciona assim. E tudo por causa do hipotálamo, esse inocente. Que sem a interferência da consciência crítica não diferencia a realidade da representação da realidade, ou seja, a palavra.

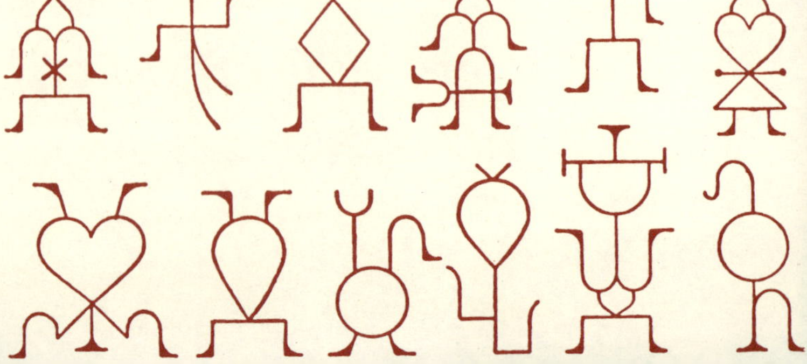

Se você sem mais nem menos começa a pensar ou dizer que está com medo, seu organismo vai produzir todas as reações de medo possíveis — um cheiro forte, o coração disparando, os intestinos mexendo. Mas se você pensa e diz calma, bem-estar, tranqüilidade, confiança, todo o seu ser começa a flutuar nesse astral. Por isso é que rezar faz bem.

E quando você lembra de sorrir, então? Basta lembrar de sorrir que o hipotálamo logo relaxa e sorri também, feliz e satisfeito. Aliás, maiores informações sobre meditação e o leve sorriso no maravilhoso livrinho Para Viver Em Paz / O Milagre da Mente Alerta, do monge vietnamita Thich Nhât Hanh, tradução e prefácio da também maravilhosa Odette Lara, edição Vozes.

Libertar o pensamento

é o começo do autocontrole em coisas que às vezes podem ser muito difíceis, como, por exemplo, abandonar certos vícios. Um: o cigarro. A gente

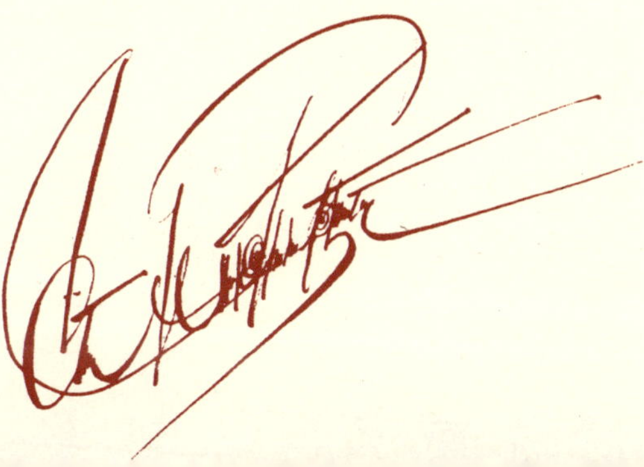

sabe que faz mal, é uma coisa altamente industrializada, polui por dentro e por fora, custa caro, depois de um certo número de cigarros o gosto fica ruim e a gente nem tem mais vontade de fumar — mas, que jeito, quando vê já acendeu mais um. É algo que fica passando por fora do controle e da vontade, submetendo a gente como se fosse uma força superior. Aí a gente quer parar e não consegue. Mas não pára porque não consegue ou não consegue porque não pára?

O tecido dos pulmões é constituído por 300 milhões de bolsinhas chamadas alvéolos, cujas paredes finíssimas se rompem quando são irritadas pela fumaça do cigarro. Vários alvéolos rompidos já abrem um buraco no pulmão. É o tal de enfisema pulmonar se desenvolvendo quietinho através dos anos. Todos os fumantes, todos mesmo, têm enfisema em maior ou menor grau. Muitos não se dão conta, mas o sintoma mais claro disso é que ficam sem fôlego após qualquer exercício mais puxado.

	H	F				
Alt St. Johann/Wildhaus	910	2985	6	10	I	
Amden	800	2625	12	15	I	
Appenzell	783	2569	18	25	I	I

O fumo aniquila os cílios das membranas muco encarregados de botar o muco pra fora; então o muco dos fumantes fica no pulmão, não consegue subir para a garganta. E no pulmão ele literalmente deita e rola, prejudicando a oxigenação, entupindo os alvéolos e servindo de morada para vírus, bactérias e micróbios invasores.

Vamos e venhamos, a descrição do quadro é motivo suficiente para qualquer leitor parar de fumar já, não é? Se não parar, é porque não está vivenciando direito as palavras que leu e as que precisa dizer para si mesmo, que são: O cigarro me faz mal. Eu quero parar. Já parei. Já estou me sentindo melhor, e essa sensação boa vai aumentar a cada dia.

Palavra de ex-fumante: a sensação de vitória, de alívio e de poder interno quando a gente pára de fumar é um grande barato. É não estar mais carente daquela coisa que a Souza Cruz fabrica, anuncia e vende em qualquer botequim com o propósito explícito de nos manter viciados, dependentes, prejudicando a nossa vida a troco de absolutamente nada. Hollywood não é o sucesso. Prazer de fumar? Existe, tá certo. Mas, como é do conhecimento universal, a quantidade altera a qualidade. Fumar de vez em quando um excelente fumo é uma coisa; fumar num dia um maço inteiro, ou mais, de um produto altamente industrializado, cheio de químicas e até de açúcar, e se encher de paranóias se o maço acabar sem a gente ter outro de reserva, é outra completamente diferente. Fumar, pode ser. Ser fumado, nunca!

E isso sem contar com a maravilha que é a gente deixar sair todo aquele muco que acumulou fumando, poder respirar e sentir que o pulmão se abre todo, refrigeradinho, flexível, cheio de disposição... O olfato e o paladar voltando, os cílios começando imediatamente a nascer de novo, as paredinhas dos alvéolos mais contentes... É bom demais!

Se não dá vontade quando a gente pára? Só dá. Mas é que nem vontade de ganhar na loteria, a gente sabe que tem vontade e pronto. Há uma distância enorme entre o registro da vontade e a intenção de satisfazê-la. O registro não compromete. Comigo é assim, cada vez que sinto vontade de um cigarro respiro fundo e acho ótimo não ter fumado na vez anterior que tive vontade, caso contrário não estaria com o pulmão tão amplo e fresquinho. É a consciência do bem-estar que me impede de acender um cigarro, após um condicionamento de anos e anos que não me deixava sentar pra escrever sem ter um maço de cigarros à mão.

E já que entramos no assunto dos vícios, vamos em frente. Eles são quase sempre uma aquisição cultural: penetram primeiro através de pensamentos sutilmente introduzidos em nossas cabeças e se firmam quando perdemos o bom senso ou rompemos o cinturão de defesa representado pelas palavras Não Devo, Proibido, Pecado, Faz Mal e outras.

O açúcar, essa gostosura que adoça a boca, lá dentro tem efeitos de bomba atômica. Já leu o livrinho Sem Açúcar, Com Afeto? Fala do açúcar como o pior dos vícios — pior, pela ingenuidade com que é consumido. Porque cigarro todo mundo sabe que faz mal; bebida, tá na cara, tanto que é até difícil beber pela primeira vez; mas açúcar já virou tradição e cultura, as mães põem açúcar na mamadeira de seus bebês porque acham que o leite puro é muito sem graça e depois passam noites e noites chorando e rezando junto ao berço de bebês doentes, sem resistência às infecções, cheios de catarro, febre e dores. Não sabem a ligação que há entre o açúcar e a doença. Engraçado: a maioria não sabe. Eu também não sabia. Quando descobri, lendo livros de macrobiótica e o Sugar Blues, do William Dufty, fiquei com a sensação de ter violado um cofre do SNI. Eram os tempos da ditadura, quando a gente não podia nem pensar em voz alta qualquer coisa que pudesse ser mesmo remotamente associada à desestabilização do sistema. Mas eu tinha, e ainda tenho, a exata sensação de que se o governo e a sociedade tomassem consciência do mal que o açúcar faz, muita coisa iria mudar neste país. E não precisava acabar de vez com o açúcar branco, não — era só desviciar as pessoas, conscientizar a população da necessidade de manter a saúde em bom estado, botar as coisas em seus devidos lugares dosando melhor a quantidade, estabelecendo padrões de qualidade para os biscoitos, bolos, pãezinhos, controlando a indústria de balas, confeitos e refrigerantes que só servem para prejudicar a saúde de adultos e crianças.

Entendo que a ditadura não tenha mexido com essas coisas, primeiro porque não eram governantes preparados para se ocupar do bem-estar do povo e segundo porque tudo o que trouxesse impostos ou outra forma de renda valia. Mais valia! Em 1985, quando escrevo estas mal traçadas linhas, praticamente 80% de toda a grana que o povo gasta com cigarros, refrigerantes e bebidas alcoólicas vão para o governo em forma de impostos. Como é que eles iam fazer campanha contra?

Bebidas alcoólicas são outra coisa inacreditável em termos de permissividade. Por parte do governo, que não regulamenta a venda nem tenta prevenir o alcoolismo, e por parte dos próprios bebedores, que não se importam nem um pouco em ficarem bêbados. Para muitos é até questão de honra e macheza tomar um porre uma vez por semana. Ah, mas isso é histórico, alguém vai dizer. Certo. O porre faz parte até da Bíblia, o pessoal amassava uvas nos pés, botava nos barris pra fermentar e nas festas de colheita tomava aquele pifão maravilhoso. E tinha a cerveja também, feita de cevada, malte e lúpulo fermentados, coisa muito nutritiva até — como o próprio vinho — que volta e meia entortava o freguês mais sedento. Mas era como hoje? De jeito nenhum.

Hoje se bebe como nunca se bebeu na história, e muito mais bebidas destiladas — uísque, cachaça e similares — do que fermentadas, como o vinho e a cerveja. Enquanto a cerveja tem 2 a 5% de álcool, e o vinho 9 a 14%, as bebidas destiladas têm 35 a 50%.

O álcool cria dependência física e mental. Com o tempo o fígado se destrói, os intestinos e os rins perdem a vitalidade e todos os outros órgãos enfraquecem.

Cigarro, açúcar e álcool — três drogas que não são consideradas drogas, três vícios aceitos socialmente e estimulados pela propaganda. Mais: chegar numa festa e não fumar, tudo bem, mas dizer que não bebe — nada? Nada mesmo? — e não comer sequer um doce — mas nem um docinho?? — põe você automaticamente no rol dos extraterrestres.

Também, pudera. Quem é que agüenta uma festa, hoje em dia, sem pôr pra dentro um algo mais que anime um pouco, ou pelo menos dê a ilusão da

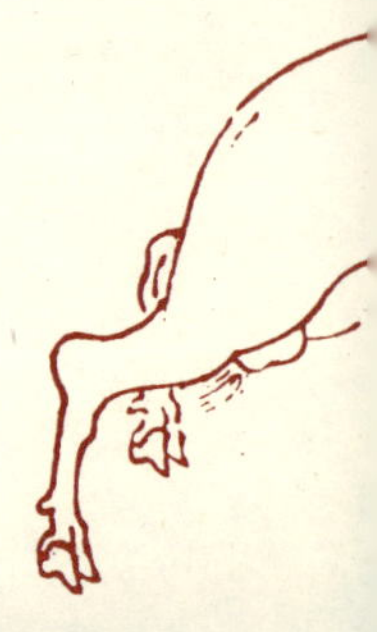

animação? Álcool desinibe, açúcar dá um certo pique ou certa bobeira complacente, fumar ativa energias e desfaz alguns bloqueios. Perdão, não são drogas socialmente aceitas, são drogas socialmente necessárias. Cafezinho só já não basta: altos executivos de empresas multinacionais recebem doses diárias de cocaína para produzirem mais, enquanto muitos outros só têm saco pra trabalhar se fumarem maconha. Exatamente como os soldados americanos na guerra do Vietnã.

Melhorar os hábitos ou piorar os hábitos, tudo faz parte do mesmo esforço de agüentar esse mundo maluco que está aí. O que varia é a perspectiva de cada um, e o nível de prazer, ou de bem-estar, que se pode obter dentro dessa perspectiva. Quando a gente percebe que um leitinho doce antes de dormir também é vício e também aliena, quem é mais drogado: o bebedor de leite ou o maconheiro? Quando a gente vê granas astronômicas serem gastas na indústria bélica enquanto milhões são subnutridos, quem é mais transgressor, o juiz ou o ladrão?

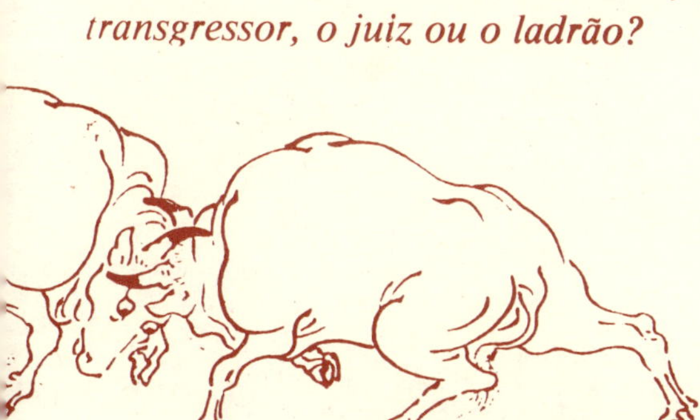

O pensamento é muito poderoso, tanto pra dentro quanto pra fora. Quando a gente pensa as cordas vocais se mexem, e esse movimento, como todos, produz vibrações. Essas vibrações formam ondas que circulam pelo espaço. Se atingem algum receptor, o pensamento é captado. Novidade nenhuma: telepatia já fez sucesso até no circo. Mas enquanto poder, o do pensamento continua inexplorado pela maioria de nós.

Como diz Sri Yogananda na Autobiografia de um Yogue Contemporâneo: Todos os pensamentos vibram eternamente no cosmos. Por meio de

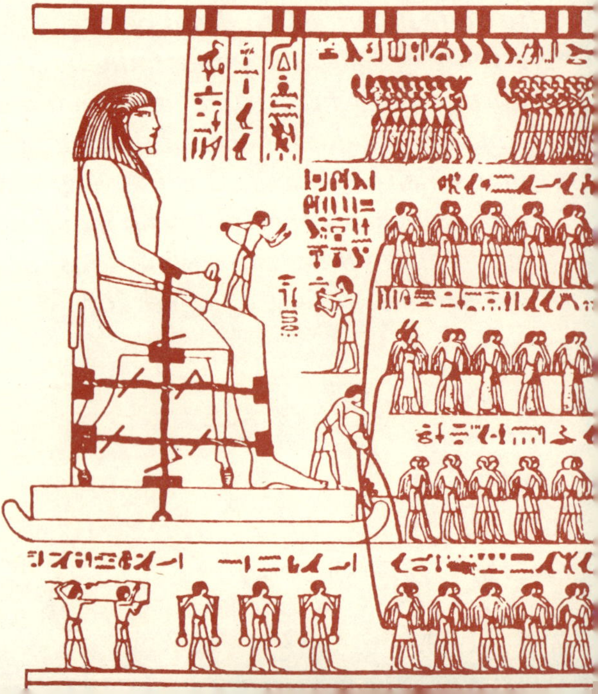

concentração profunda, um mestre pode descobrir os pensamentos de qualquer pessoa, viva ou morta. Os pensamentos têm raízes de universalidade e não de individualidade; uma verdade não pode ser criada, apenas percebida. Todo pensamento errôneo de um homem resulta de uma imperfeição, pequena ou grande, em seu discernimento. O objetivo da yoga é acalmar a mente, de modo que, sem distorções, esta possa ouvir o conselho infalível da voz interior.

Quem sabe se este final de milênio, com tanta decadência, miséria e contradição povoando a Terra, é o momento certo para pôr em ação o poder do pensamento?

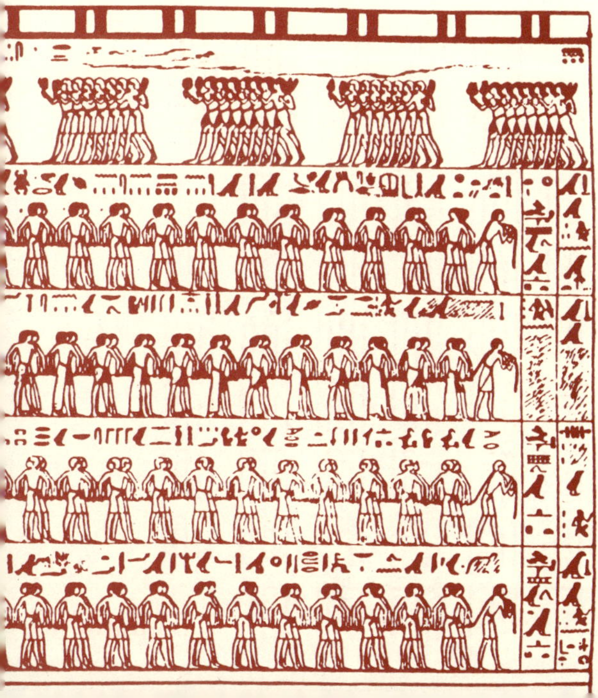

Você conhece a história do centésimo macaco? É assim: tinha um arquipélago povoado por muitos macacos. Eles comiam principalmente as raízes que tiravam da terra. Um dia, um macaco resolveu lavar as raízes antes de comer. Os outros logo o imitaram. E quando o centésimo macaco lavou sua raiz, nas ilhas vizinhas, sem que tivesse havido qualquer comunicação aparente, todos os outros macacos começaram a lavar suas raízes antes de comer.

É o que se pode chamar de um novo contexto, ou de uma egrégora, ou de uma entidade do inconsciente coletivo, ou ainda de um novo vale morfogenético — expressão relançada pelo

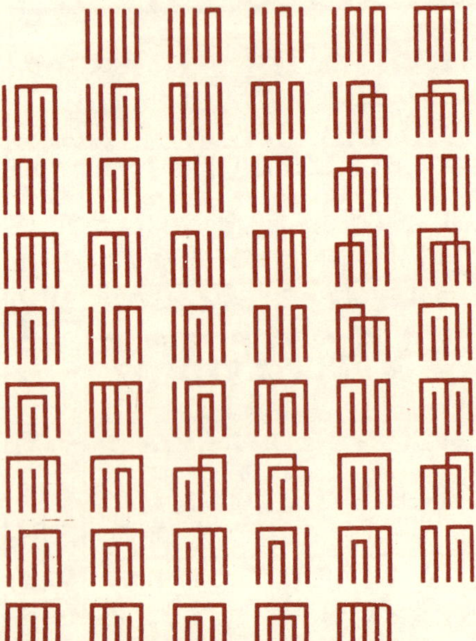

cientista inglês Rupert Sheldrake em sua recente e polêmica Teoria da Causalidade Formativa. O resumo pop-histórico dessa teoria diz o seguinte:

que o seu comportamento, leitor, influi diretamente sobre a mentalidade média da humanidade inteira, mesmo que você esteja sozinho numa ilha deserta, e que esse processo está sujeito a uma aceleração: quanto mais um comportamento for repetido, mesmo que por indivíduos isolados, mais chances existem de que seja adotado por todos.

Mãos à obra, pois. Seu pensamento é seu comportamento. Pense com clareza e limpeza, cuidando bem das palavras que diz, analisando o que ouve e o que lê para ver se é verdadeiro. Se diz respeito à vida e a você. Se é construtivo, se interessa, se representa bem a realidade. E cultive o seu silêncio interior, descanso necessário à limpidez do pensamento. Aí, simplesmente siga o que a consciência apontar.

Já pensou em como vai ser bom quando tudo der certo e tivermos uma comunidade sincera, honesta, calma, onde cada um respeite a si mesmo e aos outros e viva em harmonia com o Todo?

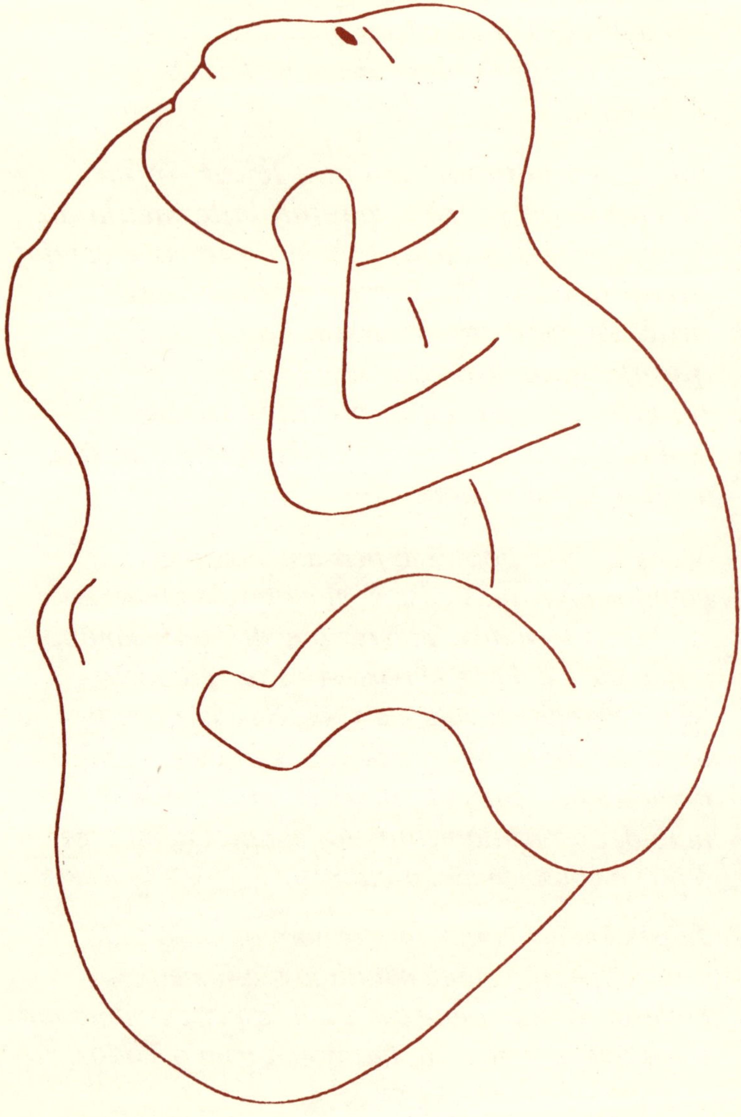

Observando a natureza em toda a sua perfeição e coerência, a gente de repente pára e se pergunta como é que o ser humano pode fazer parte dela.

A devastação, a poluição geral, as armas atômicas, o capitalismo desenfreado, o poder ditatorial, a miséria, o caos social, a violência, a doença, a solidão, tudo isso não é somente o resultado de uma desnaturação humana, mas a prova conclusiva de que muitos de nós somos uns desmiolados. E que se continuarmos assim, em breve não teremos como sobreviver no planeta.

Este é o grande desafio para quem quer ir à luta: melhorar o mundo. Mas antes de melhorar o mundo há que vencer um desafio, maior ainda, que é melhorar a si mesmo.

Tarefa essa que se faz por partes e com um mínimo de método, que é pra dar certo. Melhorando logo de começo a alimentação, a respiração, o movimento e o pensamento. Fica faltando o quê? O relacionamento — consigo mesmo e com o grande universo infinito.

Mas o relacionamento consigo mesmo já é feito dessas coisas de comer, respirar, se mexer, pensar. E quando a gente começa a ter esses cuidados, uma bela manhã acorda saltitante e percebe que se ama. Corpo, mente, espírito. Que se sente bem na vida, querendo tratar bem das boas coisas velhas e despertar pra outras novas, ensinar e aprender, dar e receber, captar e transmitir, sublimar e transcender — enfim, relacionar-se com o infinito da maneira mais ampla e livre possível. O que está dentro está fora: caminhos limpos por dentro, caminhos livres pra fora.

Nessa hora a gente começa a pegar mais a vida na mão.

Também começa a entender que um pouco já é melhor do que nada, que devagar também é depressa, que a caminhada pode ser longuíssima mas se a gente não der o primeiro passo nunca vai chegar lá.

É uma hora de nascer de novo, reencarnar aqui mesmo, abandonar idéias fixas e modelos em série para deixar a própria energia fluir e moldar o modo de ser.

Deixando realmente sair o que não serve como quem abre o baú e liberta a vida morta, energia esgotada que está ali só impedindo a gente de mudar.

Deixando sair, por exemplo, o apego. Eta prisão! Apego à vida, ao dinheiro, aos filhos, à pessoa amada, aos objetos pessoais, aos planos — apego

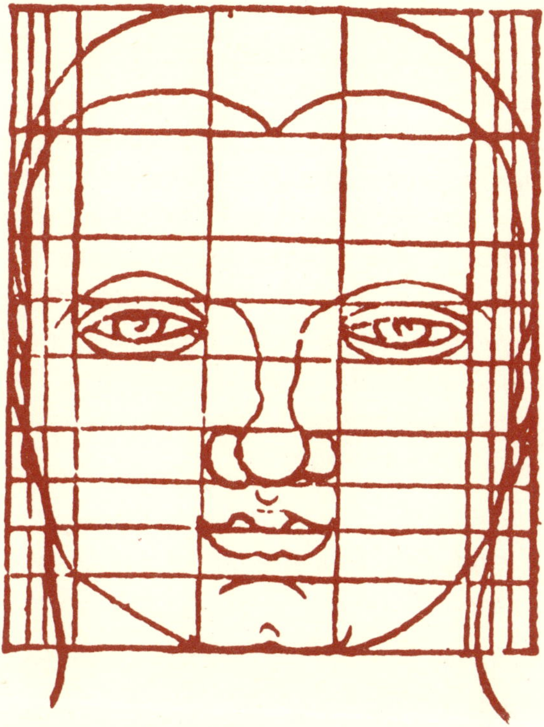

que vira medo constante de morrer, usura, possessividade, mesquinhez, ciúme, teimosia, apego que impede a gente de seguir a correnteza e viver a vida que se apresenta.

Deixando o apego sair, sai também o peso que é manter esse apego. Manutenção custosa, trabalhosa, que ocupa muito a nossa energia. Já reparou no cansaço que dá querer controlar a a vida e insistir para que as coisas aconteçam exatamente como a gente quer?

Em vez disso, se você começa a cultivar o desapego, todo o seu trabalho vai se resumir a estar bem com você mesmo em sua viagem rumo ao infinito. O caminho é o dos valores permanentes, que ninguém compra e ninguém prende — os raios de sol, o vento balançando a ramagem, o movimento do mar, os verdes recortados no azul do céu; a serenidade da contemplação, a compreensão secreta, a paciência. Seu eu mais profundo existindo livremente onde não pode ser magoado, âncora fincada nas estrelas, amor constante.

Desejos e paixões, sim! Mas tidos como prazer, não necessidades. Trocas e parceiros, sempre! Só que sem peso de expectativas e ressentimentos.

Você passa então a ver as outras pessoas não como o seu isto ou a sua aquilo, mas como viajantes que nem você. Não há mais verticalidade, tudo é horizontal: um princípio de liberdade, igualdade e fraternidade que pode até ser uma bandeira, mas que só funciona mesmo quando brota em nossos corações.

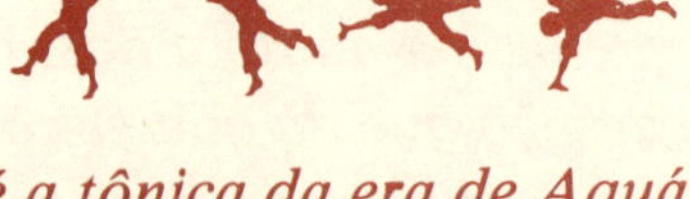

Essa, aliás, é a tônica da era de Aquário, em que estamos entrando agora. Como diz o astrólogo Antonio Carlos Bola Harres, Aquário é a busca da comunicação universal, de dar a todos a oportunidade de crescer, de criar uma

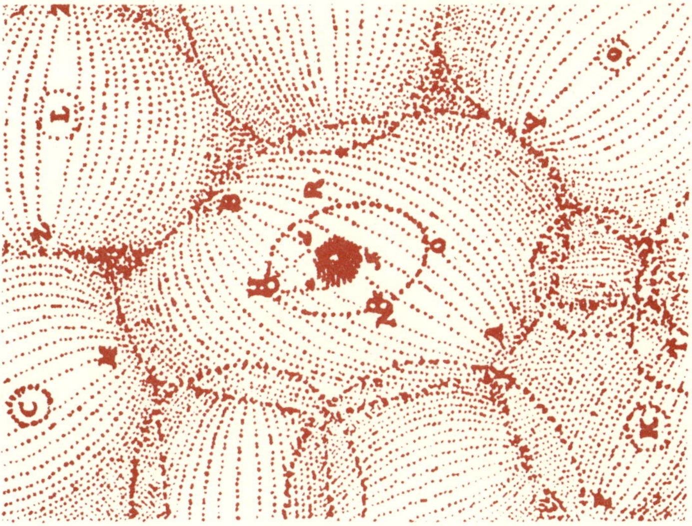

fraternidade. O Aquário é simbolizado pelo aguador, embora seja um signo de ar e não de água: um homem que tem um jarro e derrama fluidos. É aquele que rega, que promove o progresso, tem uma simbologia de irradiação de vida. No corpo humano o Aquário está ligado à circulação — são as artérias conduzindo a força vital do sangue a todos os pontos do organismo.

Mas Aquário traz também muita ciência, muita tecnologia e uma certa frieza intelectual. Enquanto na era de Peixes o impulso é místico, essencialmente psíquico e sensível, na era de Aquário esse impulso é técnico. Por isso mesmo a gente tem que ficar de olho e cultivar com o maior carinho os valores que ajudam Aquário a se equilibrar e que vêm do seu oposto complementar, Leão. — Leão representa os

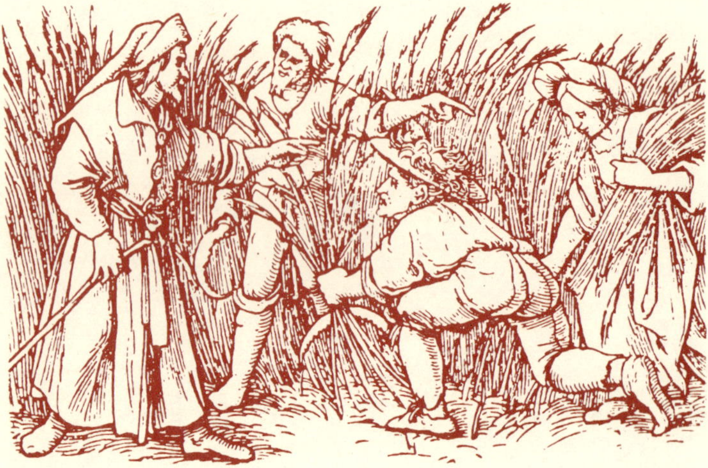

valores essenciais da vida: amor, alegria de viver, vitalidade, desenvolvimento das capacidades físicas, consciência da necessidade de preservar a natureza, diz Bola. — Nesse aspecto, os artistas serão os profetas da era de Aquário, ressaltando esses valores que tendem a desaparecer. A tecnologia freqüentemente desrespeita os valores da vida. E estamos vendo que já existe um desenvolvimento tecnológico muito grande e também uma violenta dilapidação da natureza.

— O amor vai surgir muito de um aspecto de afinidade intelectual, de troca, de interesses comuns. Na era de Aquário existe a dificuldade de separar o que é amizade e camaradagem do que é amor, porque é uma era muito ligada à vibração. Então as pessoas vão vibrar e vão trocar, vai

haver muito entusiasmo, mas muita dificuldade em conservar as relações e os sentimentos. O objetivo das relações amorosas da era de Aquário é a evolução de cada um.

Bola alerta também para uma coisa: a massificação gerada pela irradiação aquariana, que forma grandes estruturas onde as pessoas passam a ser meros números. Só há um meio de escapar a essa massificação: é manter muito alerta a consciência da própria individualidade, dos valores da vida e dos direitos dos outros.

Voltamos ao ponto que nunca é demais repetir — a revolução é pessoal, é sua. Principalmente porque quando você acorda e se sente bem, você passa a querer que todos acordem se sentindo bem.

Aí você pode começar a pensar em duas coisas que talvez não aconteçam com você, só com os outros: a fome e o abandono.

Fome, de dois tipos — uma causada pela carência de alimentos, outra por alimentos de baixa qualidade que não suprem as nossas necessidades biológicas.

Abandono, de todos os tipos. Mas em 1985 temos oficialmente no Brasil 36 milhões, repito,

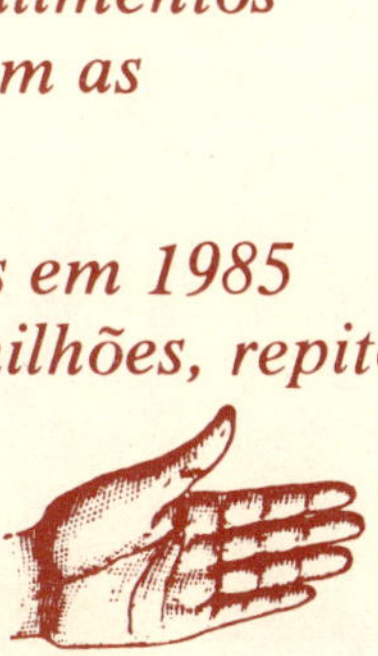

TRIN
& SE
MIL

TA

IS

IÕES

de crianças carentes e abandonadas.

A fome, nós sabemos, é um blefe; acabar com a fome é uma decisão política, e sairia mais barato acabar com ela do que manter um povo faminto.

Quanto ao abandono, quem é que vai construir o Brasil do ano 2000 senão esses 36 milhões de crianças?

Ah sim, eu sei que você não entende nada de fome e de abandono, nem eu, mas se a coisa nos tocar o suficiente vai se tornar algo dentro de nós que de repente amadurece e encontra uma oportunidade de sair. O mínimo dos mínimos que a gente pode fazer é criar esse novo contexto, aprofundar esse vale vibratório com o nosso pensamento, firmar a idéia de que precisamos modificar isso. Os comos e ondes vão surgir então naturalmente de cada um.

Experiências não faltam, espaço e recursos também não. Até mesmo crianças de 5 anos são capazes de ajudar na construção de uma casa, na plantação de uma roça, na confecção de um objeto para vender ou trocar, no desenvolvimento de novas comunidades brasileiras que modifiquem a face deste país. Mesmo porque ninguém pode ser são numa sociedade doente.

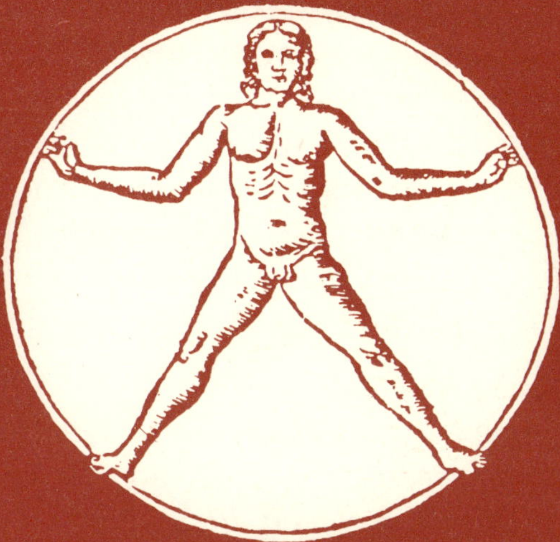

Hoje, nossa maior tendência é adoecer. Temos 68% da população do país concentrados nas cidades, onde as condições de vida são de baixíssima qualidade — é poluição, barulho, tráfego intenso, violência, distâncias enormes, contrastes imensos entre a opulência e a pobreza, relacionamentos difíceis em todos os níveis. E ainda por cima temos contra nós o peso de uma maioria anestesiada para quem está tudo bem.

Por isso manter a saúde em bom estado é um desafio que se renova a cada dia, com muitos caminhos para se alcançar o mesmo objetivo.

Aí, palmas para a homeopatia!

Ela é ótima para deixar sair. Principalmente a de linha unicista, que vê a pessoa como um todo e não tem aquela paranóia de ficar tomando bolinhas de hora em hora, a não ser em caso de crise. Por falar em crise: a homeopatia atua muito bem nesses momentos, sim, ao contrário do que muitos pensam. Mas seu grande barato é revelar a doença antes que ela se torne difícil de curar.

Digamos que você não está sentindo nada muito específico, mas percebe que algo não funciona bem e vai a um homeopata. Ele investiga a sua história, pergunta tudo, xereta todos os detalhes, deduz que uma certa substância de nomezinho latino pode funcionar e pimba, tasca-lhe a receita. Geralmente, dose única.

Bem. Você, que não tinha nada, começa a ter. É que a coisa estava em estado embrionário, tipo vai-não-vai, gritando baixinho no seu ouvido; aí a homeopatia faz ela crescer e aparecer, e aí cura. Não é interessante?

Cura? Isso é um modo de dizer. A Stella, minha médica, sempre diz que a cura ou a doença são uma questão de opção. Que a homeopatia não faz milagres, simplesmente põe a gente em condições de funcionar melhor e escolher. Às vezes a gente cultiva certos traços que levam à formação de doenças, e então não há tratamento que chegue, nem dieta, nem exercício. A homeopatia pode identificar essa tendência e conduzir o corpo, a mente e as emoções a um certo grau de equilíbrio, a partir do qual o rumo a tomar é decisão pessoal e intransferível.

Temos asas e raízes. A mente voa livre por todo o universo, o corpo se harmoniza com a terra, mãe e amante. O tempo de crescer e se soltar não se faz anunciar por um relógio: a gente tem que ter tempo pra viver, pra viver o tempo que leva pra viver, e pra perceber em nós o equilíbrio do universo em que asas e raízes obedecem à mesma lei. E cultivar asas para estarem sempre prontas — essas calmas mãos de Deus que nos levam ao infinito — e cultivar raízes para dar motivo e força ao movimento.

Cada ser é livre pra fazer o que quiser. Para tanto tem um corpo, mais perfeito instrumento de tentar.

Devagar. Sem perder tempo, sem ser lento, só com calma, devagar. Num inteiro crescer, num inteiro voar.

Amanhece.
No meio de todas as folhagens,
com seu grande rosto transparente,
um velho me espia.
Ele sabe o que estou fazendo:
escrevendo que
entre as folhas da folhagem
passa a brisa.
Talvez a brisa que passa,
talvez o velho que espia —
basta apenas saber que há algo
na folhagem
enquanto escrevo.

Amanhece.

Como nunca antes de hoje,
como sempre em todo o sempre:
depois da noite, amanhece.

E chuvisca.
De onde vem essa água pura
que rega, lava e refresca?
Das nuvens — mas o que são nuvens
senão uma velha água?

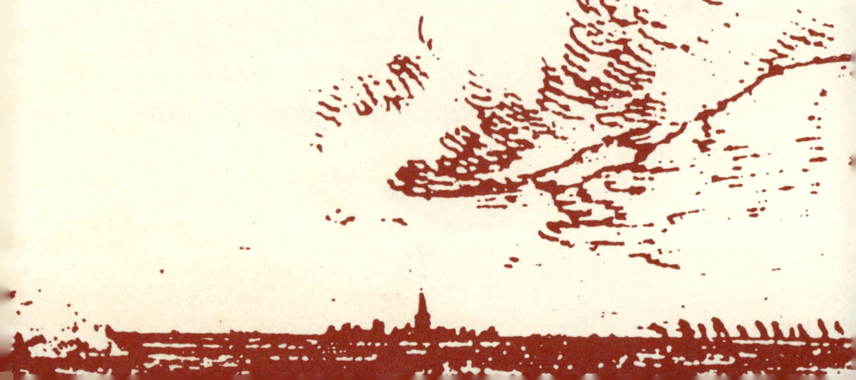

Pássaros cantam na árvore
por cuja folhagem o velho me espia.
Quem canta? Talvez o velho, talvez os pássaros,
quem sabe até a folhagem
ou todos em um, enquanto escrevo
e amanhece.

Vim de uma festa onde dancei, cantei e comi.
Cantei e dancei para as águas,
o sol, o mato e a pedra,
a espuma das cachoeiras,
a vida, a morte, o ser.
Comi camarão com feijão
na palma da minha mão
— comi dessa mesma folhagem
por onde esse velho me espia...

Velho? Quem sabe, talvez, um moço,
talvez um chinês, um judeu, um hindu,
um preto, um índio, um paxá,
talvez nada disso:
quem sabe é somente um jeito,
um modo especial de ventar
que se faz passar por um velho.

Como o palhaço no circo —
que é do circo sem ele?

Como o ar e o mistério:
ambos estão por aí.

Passa uma brisa, move a folhagem,
os pássaros cantam.
Amanhece.

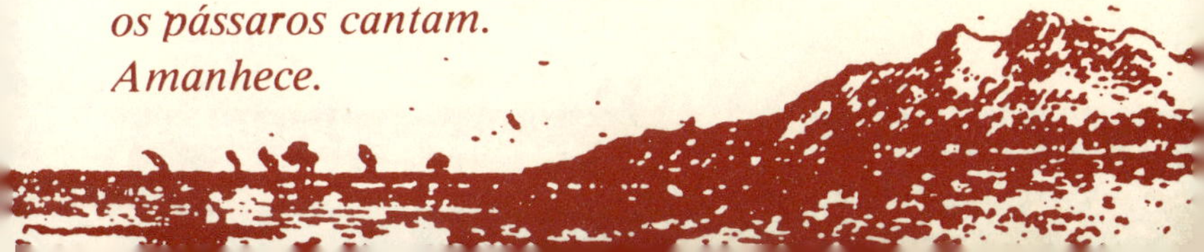

Dentro de mim corre sangue.
Meus ossos têm carnes em volta.
Meus músculos movem meus ossos.
Meus nervos movem meus músculos.
Meu cérebro move meus nervos,
o ar é que move meu cérebro.
E o ar também é mistério.

O ar que estou respirando
é novo como este dia
e velho como este mundo,
e velhas são as palavras
que escrevo de formas novas
para tentar colocar
o velho novo que sinto:

há um velho naquela folhagem
o velho da própria folhagem
o velho de ser folhagem
desde que o mundo é mundo
e ao mesmo tempo há o novo
o novo do novo dia
o novo do que eu percebo
o velho que ali me espia
a brisa que passa, os pássaros
o som dessa cantoria —
mas tudo talvez seja velho, agora
e venha a ser novo um dia

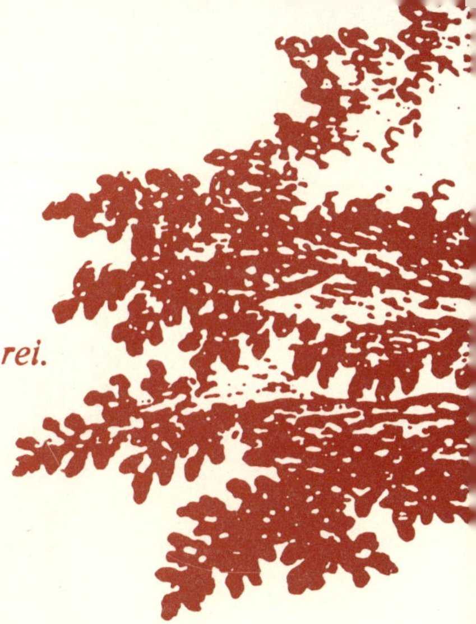

Comi camarão com feijão
rezando o que só eu sei,
depois olhei para o velho
em cuja mesa ceei
— bendita seja, pensei,
a chance de estar com um rei.

Um rei?
Talvez não.
Talvez um velho.
Talvez ninguém.
Brisa, poeira ou canto,
coisa que nem corpo tem...

E que entre a folhagem me espia
enquanto amanhece o dia.

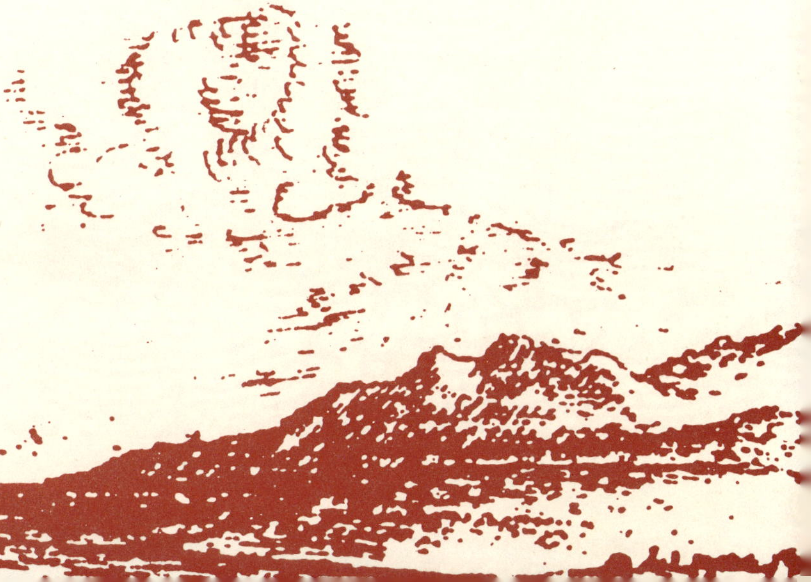

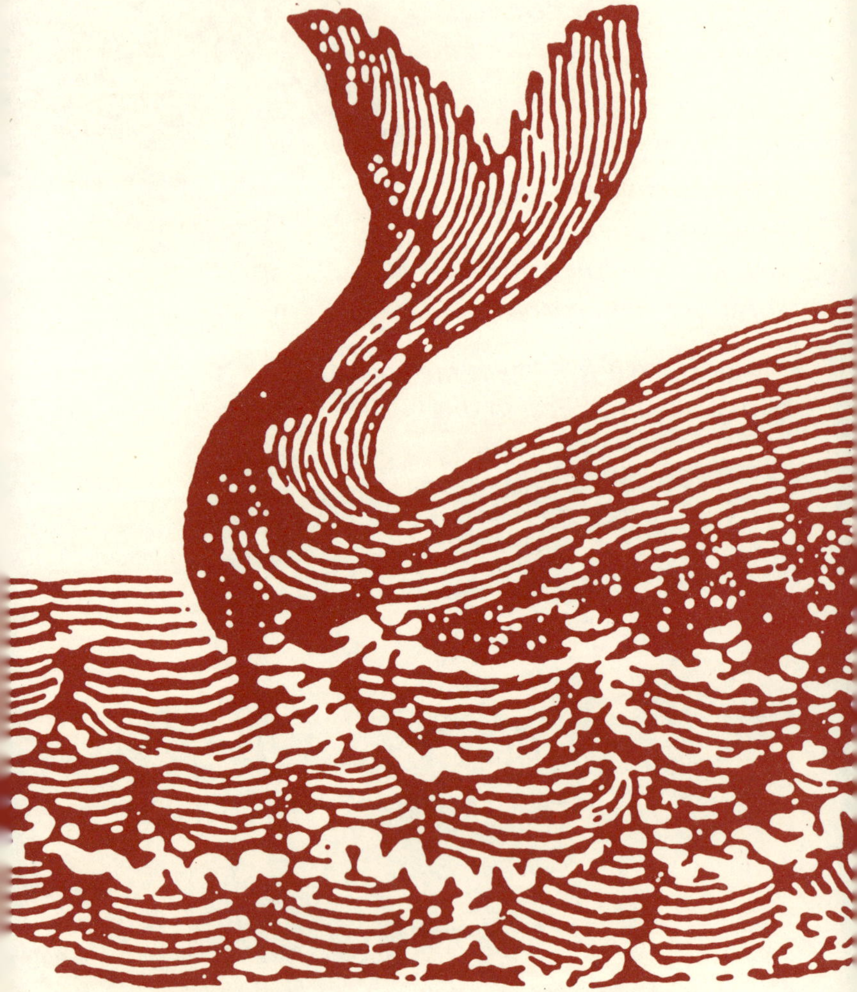

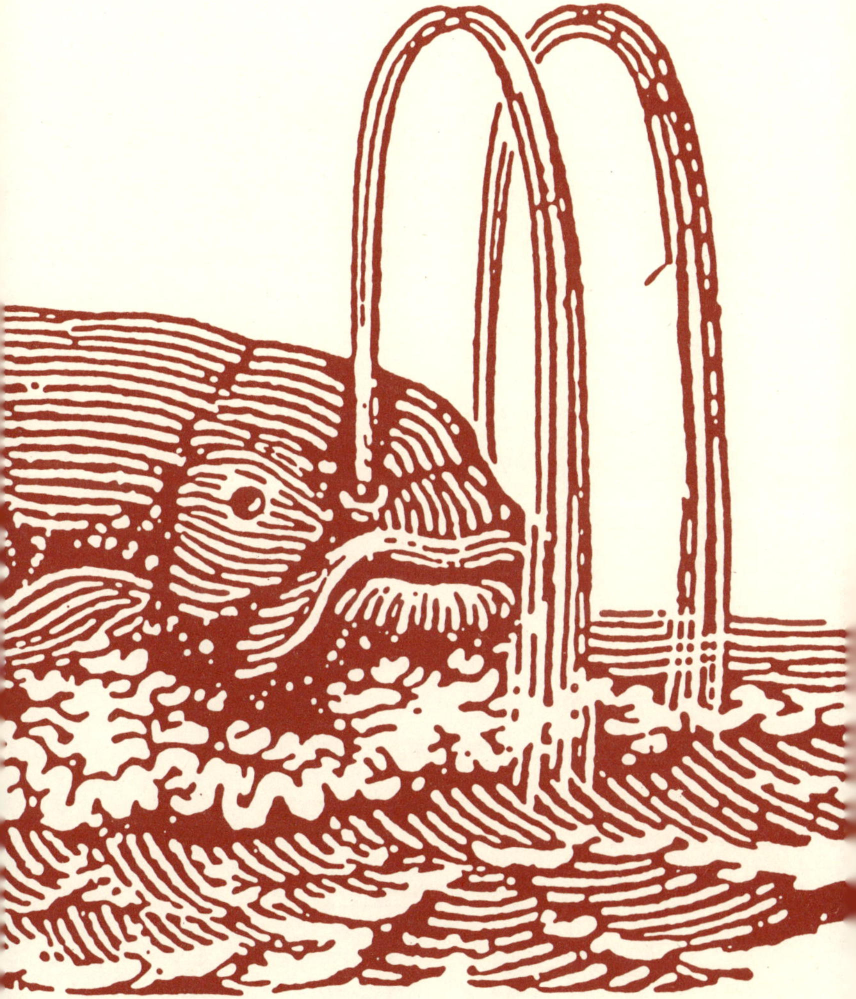

Índice

Nota iconográfica

Os fósseis são referência ao desaparecimento das espécies. O pássaro: um arqueoptérix. Pré-históricos seguintes, por ordem de entrada: megatério, iguanodonte, hadrassauro, toxodonte. Horizonte marinho: detalhe da gravura São Jerônimo no deserto, sobre desenho de Bruegel, por volta de 1557. Capitulares: renascença alemã. Ferro de separação: escaravelho de origem egípcia, assim como a revista La Femme Nouvelle, de onde saíram o Dodge Coronet e o Bristol 1952. Barco diante de morros: Peter Max, Londres 1979. Impressão fóssil: samambaia. Avião: desenho do visionário Frederick Kiesler, 1947, assim como o perfil do Pão de Açúcar, 1959. Horizonte com lavouras: de um anúncio da revista norte-americana Scientific American sobre seu fundador, Rufus Porter, autor da observação seguinte, ilustrada pela gravura: Não é raro a produção de autodidatas ultrapassar em excelência a de artistas de formação acadêmica que estudaram com os mais famosos mestres... Esquemas geométricos: desenhos da Teoria das cores de Goethe para explicar como Isaac Newton apresentava conceitos em seu livro sobre ótica. O animal desconhecido de Lascaux: zoólogos e arqueólogos tentaram explicar o quadrúpede rajado de focinho curto e chifres longos como arte, misticismo ou disfarce. Armas de guerra: da História de gentibus septentrionalibus, Olaus Magnus, 1555. Bicho de sete cabeças: edição xilográfica do Apocalipse segundo João, século 16. Máquina de escrever, relógio: catálogo da Sears Roebuck, 1922. Pedra estrelada: isastrea, coral de águas pouco profundas do triássico, jurássico e cretáceo, serviu para construir os Alpes. Corais à beira-mar: madreporários semelhantes às actíneas, subordem de antozoários zoantários. Joaninha: coleóptero clavicórneo, família das coccinelídeas. Dodo: bípede de carne agradável e boa índole, originário da Ilha Maurícia, cuja espécie foi rapidamente dizimada; batizado por ingleses que ouviam marinheiros lusos referirem-se a ele como doudo; The new natural history, Lidekker, Richard, Nova York, sem data. Observador de horizontes: Buster Keaton, no filme The Navigator, 1924.

Hemisférios separados com marcação de pontos antipodais: desenhados por computador para a apreciação dos aspectos topológicos do plano projetivo. Diafragma de nove pétalas: desenho para grade representando os dentes de uma pedra de moinho, Chengtu, China, 1931; recolhido por Daniel Sheets Dye e reproduzido por Yang Chi-Sang. Trompa de caça: Grand Larousse du XXème Siècle, 1932, assim como a joaninha, a isastrea e os corais. Moça deitada, moça em pé, cabeça: Tratado de proporções de Dürer, Alemanha, século 16. Tocador de banjo: ilustra matéria sobre o conjunto Os Batutas, com Pixinguinha, após recente temporada na Europa; revista A Maçã, 1922. Dançarino: bosquímano, Austrália ou Nova Zelândia, recolhido por Franz Boas para seu livro sobre arte primitiva. "E" capitular: desenho do tipógrafo Geoffroy Tory, perto de 1540. Grupo W: desenho de Paul Klee, 1930. Dançarinas: painel sobre a dança, Flávio de Carvalho, 1927. Mão pintada: reprodução de marcas feitas pelas mulheres hindus para designar portais de energia. Grade em contração: esquema de forças moleculares atuando sobre 441 glóbulos em suspensão. Moças sorridentes: afresco; Cnossos, Creta. Espirais: inscrição mágica em hebraico quadrado; terrina babilônica, século 7 AC. Letra difícil: de Artemidoro a Zenão, 255 AC. A caçada: reprodução de desenhos feitos na lama ou na neve por esquimós do Alaska para acompanhar seus relatos. Código de identificação de mercadorias por computador: torna possível comprar este livro pelo mesmo preço da simpática East West Journal, revista norte-americana sobre saúde e comportamento. Esqueleto de folha: encontrado nos arredores de Manaus. A folha cai sobre as outras, sem contato com a terra. Depois de seca, a chuva leva a parede, deixando apenas o arcabouço. Seixos pintados: de uma gruta no Mas d'Azil, França, pré-neolítico, significado impreciso. A linguagem das mãos: clichês de Deberny e Peignot, França. Entrelaçamento sexual acrobático de uma constelação yin com outra yang: traz sorte e felicidade; do Dao Zang, texto taoísta, século 12. Figurinhas de traços finos: marcas de propriedade cadiueu, recolhidas por Guido Boggiani, sul do Mato Grosso, 1892. Assinatura: desenhada por Saul Steinberg, 1966, Long Island. Glifos para turistas: atributos de colônias de férias, Suíça. Batalha dos touros: famoso desenho do sacerdote Kakuyu, conhecido como Toba Sojo. Incorporando movimento, veracidade e humor a uma linha flexível e generosa, marcou o início da arte secular no Japão, século 12; do livro de Fenollosa sobre arte chinesa e japonesa. Transporte de estátua colossal: cópia de pintura com hieróglifos do túmulo de Dhutihotep, El Bersheh, Egito. Ideogramas de cinco barras: títulos dos 52 capítulos da história de Genji, novela japonesa de Lady Murasaki, século 11. Madona com criança às costas: reprodução de monolito da Ilha da Páscoa; do livro de Thor Heyerdahl. Cosmologia pontilhada: as leis do movimento, segundo Descartes, em seus Princípios de filosofia, 1644. Apanhadores num campo de cereais: xilogravura de Hans Holbein, o jovem, século 16. Relação do corpo humano com o círculo: do tratado de Francesco Giorgo, De harmonia mundi totius, Veneza, 1525. A baleia: antiga arte publicitária norte-americana. Silhuetas de garoto em movimento: faixa para zoótropo. Planador biplano: desenhado por Octave Chanute e pilotado por A. M. Herring em 1897, Indiana, Estados Unidos. O critério para esta nota foi despertar relações e não rastrear fontes. Aos autores citados sem identificação, nossos agradecimentos. NML

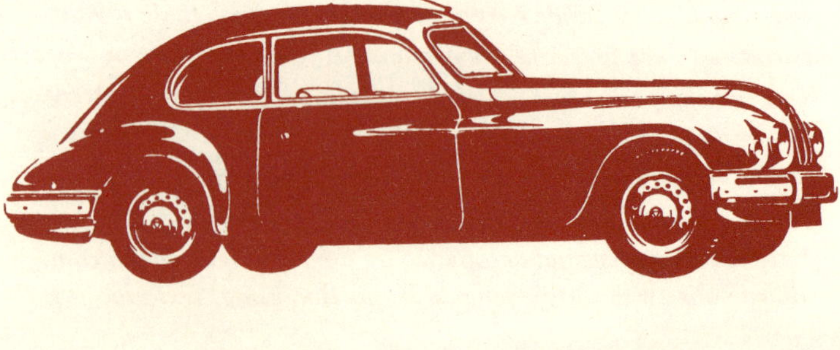

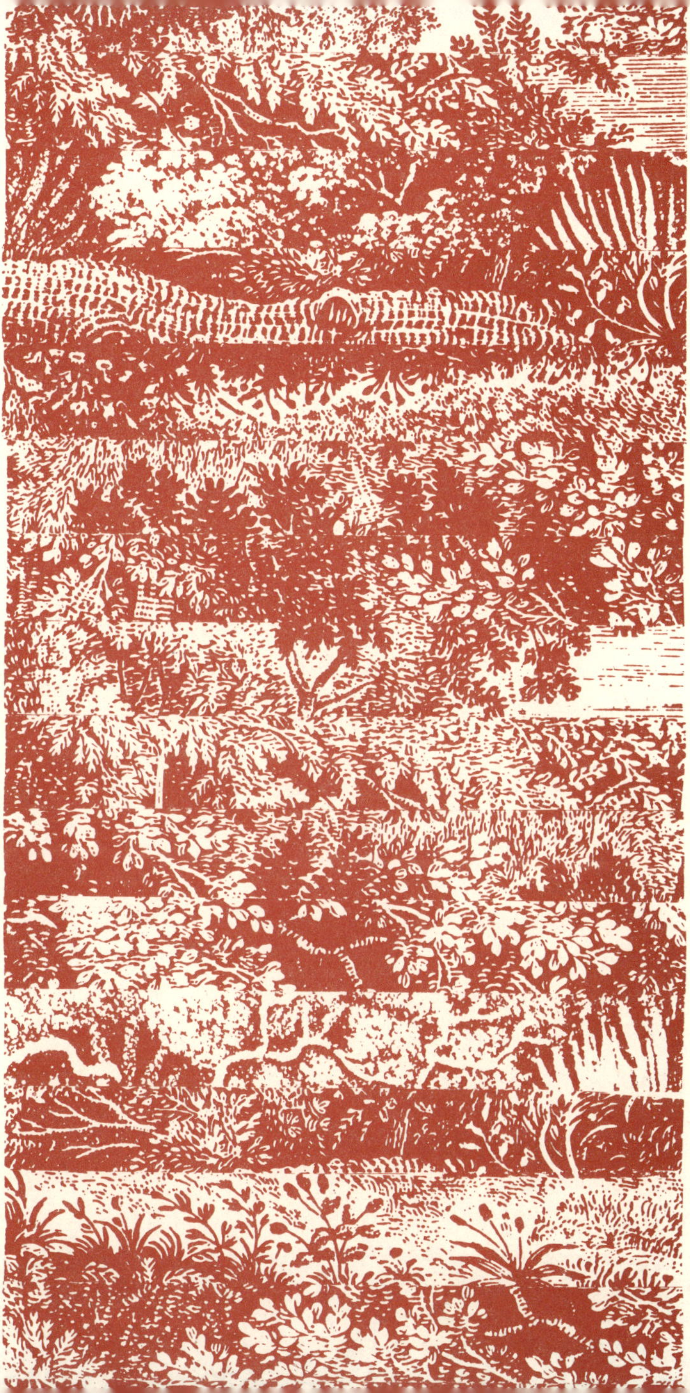

Sonia Hirsch

DEIXA SAIR

Projeto gráfico: Newton Montenegro de Lima
Apoio moral e material: Maria Elisa Freire
Revisão: Maria de Fátima Barbosa, com Edna da Silva Cavalcanti e Regina Célia A. Ferreira
Fotocomposição: Ivan Carvalho, na Prensa
Montagem e arte-final: Tonico Fernandes
Reproduções xerográficas: Flórida Loterias
Impressão e acabamento: Editora Lidador

Primeira edição: novembro de 1985
13ª reimpressão: novembro de 2004

Publicação e distribuição
CorreCotia
www.correcotia.com
(21) 2509-0450 e 2509-0859 (fax)
Caixa Postal 7505
Rio de Janeiro, RJ 20241-970